Estimulação cognitiva de idosos

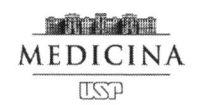 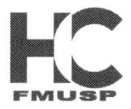 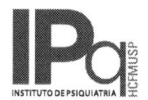

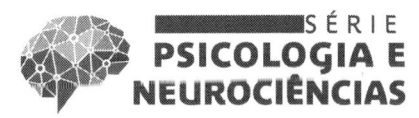

SÉRIE
PSICOLOGIA E NEUROCIÊNCIAS

EDITORES DA SÉRIE
Cristiana Castanho de Almeida Rocca
Telma Pantano
Antonio de Pádua Serafim

Estimulação cognitiva de idosos

AUTORAS
Juliana Emy Yokomizo
Laura Ferreira Saran
Raquel de Vargas Penteado Fachin
Graça Maria Ramos de Oliveira

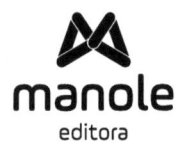

manole
editora

Copyright © Editora Manole Ltda., 2020, por meio de contrato com os editores e as autoras.

A edição desta obra foi financiada com recursos da Editora Manole Ltda., um projeto de iniciativa da Fundação Faculdade de Medicina em conjunto e com a anuência da Faculdade de Medicina da Universidade de São Paulo – FMUSP.

Logotipos   *Copyright* © Faculdade de Medicina da Universidade de São Paulo
            Copyright © Hospital das Clínicas – FMUSP
            Copyright © Instituto de Psiquiatria

Editora gestora: Sônia Midori Fujiyoshi
Editora: Juliana Waku
Projeto gráfico e diagramação: Departamento Editorial da Editora Manole
Capa: Ricardo Yoshiaki Nitta Rodrigues
Ilustrações: Freepik, iStockphoto

CIP-BRASIL. CATALOGAÇÃO NA PUBLICAÇÃO
SINDICATO NACIONAL DOS EDITORES DE LIVROS, RJ

Y53e

Yokomizo, Juliana Emy
   Estimulação cognitiva de idosos / Juliana Emy Yokomizo, Laura Ferreira Saran, Raquel de Vargas Penteado Fachin, Graça Maria Ramos de Oliveira. - 1. ed. - Barueri [SP] : Manole, 2020.
      23 cm. (Psicologia e neurociências)

      Inclui bibliografia e índice
      ISBN 978-65-5576-044-6

      1. Cognição em idosos. 2. Distúrbios da cognição em idosos - Tratamento. 3. Envelhecimento - Aspectos da saúde. 4. Qualidade de vida. I. Título. II. Série.

20-65274   CDD: 616.8914250846
                            CDU: 616.895-053.9

Camila Donis Hartmann - Bibliotecária - CRB-7/6472

1ª edição – 2020; 1ª reimpressão – 2021; 2ª reimpressão – 2022; 3ª reimpressão – 2024.

Editora Manole Ltda.
Alameda América, 876
Tamboré – Santana de Parnaíba – SP – Brasil
CEP: 06543-315
Fone: (11) 4196-6000
www.manole.com.br | https://atendimento.manole.com.br/

Impresso no Brasil
Printed in Brazil

EDITORES DA
SÉRIE PSICOLOGIA E NEUROCIÊNCIAS

Cristiana Castanho de Almeida Rocca

Psicóloga Supervisora do Serviço de Psicologia e Neuropsicologia, e em atuação no Hospital Dia Infantil do Instituto de Psiquiatria do Hospital das Clínicas da Faculdade de Medicina da Universidade de São Paulo (IPq-HCFMUSP). Mestre e Doutora em Ciências pela FMUSP. Professora Colaboradora na FMUSP e Professora nos cursos de Neuropsicologia do IPq-HCFMUSP.

Telma Pantano

Fonoaudióloga e Psicopedagoga do Serviço de Psiquiatria Infantil do Hospital das Clínicas da Faculdade de Medicina da Universidade de São Paulo (HCFMUSP). Vice-coordenadora do Hospital Dia Infantil do Instituto de Psiquiatria do HCFMUSP e especialista em Linguagem. Mestre e Doutora em Ciências e Pós-doutora em Psiquiatria pela FMUSP. Master em Neurociências pela Universidade de Barcelona, Espanha. Professora e Coordenadora dos cursos de Neurociências e Neuroeducação pelo Centro de Estudos em Fonoaudiologia Clínica.

Antonio de Pádua Serafim

Professor do Departamento de Psicologia da Aprendizagem, do Desenvolvimento e da Personalidade e Professor do Programa de Neurociências e Comportamento no Instituto de Psicologia da Universidade de São Paulo (IP-USP). Diretor Técnico de Saúde do Serviço de Psicologia e Neuropsicologia e do Núcleo Forense do Instituto de Psiquiatria do Hospital das Clínicas da Faculdade de Medicina da Universidade de São Paulo (IPq-HCFMUSP) entre 2014 e 2022.

AUTORAS

Juliana Emy Yokomizo
Doutorado pela Faculdade de Medicina da Universidade de São Paulo (FMUSP). Especialista em Neuropsicologia e Psicologia Hospitalar. Psicóloga do Serviço de Psicologia e Neuropsicologia do Instituto de Psiquiatria do Hospital das Clínicas da FMUSP. Pesquisadora colaboradora do Programa Terceira Idade (PROTER).

Laura Ferreira Saran
Psicóloga especialista em Neuropsicologia pelo Serviço de Psicologia e Neuropsicologia do Instituto de Psiquiatria do Hospital das Clínicas da Faculdade de Medicina da Universidade de São Paulo (IPq-HCFMUSP). Especialista em Terapia Comportamental Cognitiva pela Universidade Católica Dom Bosco de Campo Grande (MS). Pesquisadora colaboradora do PROTER no período de 2011 a 2017.

Raquel de Vargas Penteado Fachin
Psicóloga graduada pelo Centro Universitário Franciscano (UNIFRA). Neuropsicóloga especialista pelo Instituto de Psiquiatria do Hospital das Clínicas da Faculdade de Medicina da Universidade de São Paulo (IPq-HCFMUSP). Neuropsicóloga colaboradora do Ambulatório de Neurocirurgia Funcional em Distúrbios do Movimento do IPq-HCFMUSP

Graça Maria Ramos de Oliveira
Psicóloga Especialista em Psicologia Hospitalar pelo Conselho Federal de Psicologia (CFP). Especialista em Psicoterapia Psicodinâmica – Intervenção Institucional e Clínica de Adultos do Instituto Sedes Sapientiae. Psicóloga Supervisora do Serviço de Psicologia e Neuropsicologia do Instituto de Psiquiatria do Hospital das Clínicas da Faculdade de Medicina da Universidade de São Paulo (IPq-HCFMUSP). Psicóloga Responsável pela Enfermaria Agudos e Psicóloga Colaboradora junto ao Projeto de Esquizofrenia (PROJESQ) no IPq-HCFMUSP.

SUMÁRIO

APRESENTAÇÃO DA SÉRIE

O processo do ciclo vital humano se caracteriza por um período significativo de aquisições e desenvolvimento de habilidades e competências, com maior destaque para a fase da infância e adolescência. Na fase adulta, a aquisição de habilidades continua, mas em menor intensidade, figurando mais a manutenção daquilo que foi aprendido. Em um terceiro estágio, vem o cenário do envelhecimento, que é marcado principalmente pelo declínio de várias habilidades. Este breve relato das etapas do ciclo vital, de maneira geral, contempla o que se define como um processo do desenvolvimento humano normal, ou seja, adquirimos capacidades, estas são mantidas por um tempo e declinam em outro.

No entanto, quando nos voltamos ao contexto dos transtornos mentais, é preciso considerar que tanto os sintomas como as dificuldades cognitivas configuram-se por impactos significativos na vida prática da pessoa portadora de um determinado quadro, bem como de sua família. Dados da Organização Mundial da Saúde (OMS) destacam que a maioria dos programas de desenvolvimento e da luta contra a pobreza não atinge as pessoas com transtornos mentais. Por exemplo, 75 a 85% dessa população não têm acesso a qualquer forma de tratamento da saúde mental. Deficiências mentais e psicológicas estão associadas a taxas de desemprego elevadas a patamares de 90%. Além disso, essas pessoas não têm acesso a oportunidades educacionais e profissionais para atender ao seu pleno potencial.

Os transtornos mentais representam uma das principais causas de incapacidade no mundo. Três das dez principais causas de incapacidade em pessoas entre as idades de 15 e 44 anos são decorrentes de transtornos mentais, e as outras causas são muitas vezes associadas com estes transtornos. Estudos tanto prospectivos quanto retrospectivos enfatizam que de maneira geral os transtornos mentais começam na infância e adolescência e se estendem à idade adulta.

Tem-se ainda que os problemas relativos à saúde mental são responsáveis por altas taxas de mortalidade e incapacidade, tendo participação em cerca de 8,8 a 16,6% do total da carga de doença em decorrência das condições de saúde em países de baixa e média renda, respectivamente. Podemos citar como exemplo a ocorrência da depressão, com projeções de ser a segunda maior causa de incidência de doenças em países de renda média e a terceira maior em países de baixa renda até 2030, segundo a OMS.

Entre os problemas prioritários de saúde mental, além da depressão estão a psicose, o suicídio, a epilepsia, as síndromes demenciais, os problemas decorrentes do uso de álcool e drogas e os transtornos mentais na infância e adolescência. Nos casos de crianças com quadros psiquiátricos, estas tendem a enfrentar dificuldades importantes no ambiente familiar e escolar, além de problemas psicossociais, o que por vezes se estende à vida adulta.

Considerando tanto os declínios próprios do desenvolvimento normal quanto os prejuízos decorrentes dos transtornos mentais, torna-se necessária a criação de programas de intervenções que possam minimizar o impacto dessas condições. No escopo das ações, estas devem contemplar programas voltados para os treinos cognitivos, habilidades socioemocionais e comportamentais.

Com base nesta argumentação, o Serviço de Psicologia e Neuropsicologia do Instituto de Psiquiatria do Hospital das Clínicas da Faculdade de Medicina da Universidade de São Paulo, em parceria com a Editora Manole, apresenta a série Psicologia e Neurociências, tendo como população-alvo crianças, adolescentes, adultos e idosos.

O objetivo desta série é apresentar um conjunto de ações interventivas voltadas para pessoas portadoras de quadros neuropsiquiátricos com ênfase nas áreas da cognição, socioemocional e comportamental, além de orientar pais e professores.

O desenvolvimento dos manuais da Série foi pautado na prática clínica em instituição de atenção a portadores de transtornos mentais por equipe multidisciplinar. O eixo temporal das sessões foi estruturado para 12 encontros, os quais poderão ser estendidos de acordo com a necessidade e a identificação do profissional que conduzirá o trabalho.

Destaca-se que a efetividade do trabalho de cada manual está diretamente associada à capacidade de manejo e conhecimento teórico do profissional em relação à temática a qual o manual se aplica. O objetivo não representa a ideia de remissão total das dificuldades, mas sim da possibilidade de que o paciente e seu familiar reconheçam as dificuldades peculiares de cada quadro e possam desenvolver estratégias para uma melhor adequação à sua realidade. Além disso, ressaltamos que os diferentes manuais podem ser utilizados em combinação.

CONTEÚDO COMPLEMENTAR

Os *slides* coloridos (pranchas) em formato PDF para uso nas sessões de atendimento estão disponíveis em uma plataforma digital exclusiva (manoleeducacao.com.br/conteudo-complementar/saude). Para ingressar no ambiente virtual, utilize o QR code abaixo, digite o *voucher* DESEMPENHO (é importante digitar a senha com letras maiúsculas) e faça seu cadastro.

O prazo para acesso a esse material limita-se à vigência desta edição.

INTRODUÇÃO

Como se dá o envelhecimento cognitivo?

Segundo a Organização Mundial da Saúde, entre 2015 e 2050, a proporção da população mundial com mais de 60 anos passará de 12 para 22%. Até 2050, 80% de todos os idosos viverão em países de baixa e média renda[1]. Com isso, encaramos em um futuro próximo o aumento da população idosa e a consequente necessidade de desenvolver estratégias para um envelhecimento saudável e com qualidade de vida, preservando ao máximo o grau de autonomia e independência.

Com o desgaste do aparato biológico que é nosso corpo, diversas doenças tornam-se mais comuns conforme envelhecemos. Muitas funções fisiológicas se alteram, dentre elas as funções cognitivas. O declínio cognitivo pode ocorrer tanto dentro do esperado para o avanço da idade quanto de maneira patológica.

Como parte do envelhecimento normal, sabemos que a redução da velocidade de processamento das informações é uma das características cognitivas mais comuns no envelhecimento[2]. Outros autores argumentam que múltiplos fatores estão envolvidos nas mudanças ligadas à idade, como as alterações sensoriais e a maior susceptibilidade a interferências durante o processamento[2].

Para Mahncke et al.[3], apesar de o declínio cognitivo relacionado à idade exibir reduções modestas das funções cognitivas, esse rebaixamento pode impactar de modo negativo na qualidade de vida, na funcionalidade, na socialização, bem como no envolvimento de atividades cognitivamente estimulantes.

Quando o declínio cognitivo ocorre de maneira exagerada, têm-se os quadros neurocognitivos. Estes se caracterizam por déficit cognitivo (em pelo menos duas das funções: memória, atenção, raciocínio, cognição social, linguagem e praxia visuoconstrutiva) e prejuízo nas habilidades do dia a dia. Os transtornos neurocognitivos são conhecidos como comprometimento cognitivo leve, um grau mais leve de déficits, e as demências, que por sua vez caracterizam quadros de maior prejuízo cognitivo e funcional[4].

Atualmente, mais de 47 milhões de pessoas no mundo têm diagnóstico de demência; um caso é identificado a cada 3 segundos e a projeção é que o total de casos seja de mais de 130 milhões nos próximos 30 anos. Quando isso ocorrer, aproximadamente 70% dos casos estarão concentrados em países em desenvolvimento, como é o caso do Brasil[5]. A demência é uma condição progressiva e de longo prazo com a qual as pessoas vivem, muitas vezes, por muitos anos. Permitir e apoiar as pessoas a viver da melhor maneira possível com a condição é uma prioridade importante.

Abordagens psicossociais no envelhecimento saudável

Intervenções para prevenir a demência e retardar o declínio cognitivo ganharam considerável atenção nos últimos anos. Estudos em humanos e animais demonstraram que a atividade física regular pode aumentar a reserva cognitiva. Há também evidências de mudanças estruturais provocadas pelo exercício na prevenção ou no retardamento da gênese da neurodegeneração[6]. A prática de exercício físico parece aumentar os volumes do córtex pré-frontal e do hipocampo anterior e reduz os fatores de risco cardiovascular[7].

Uma revisão sistemática com objetivo de investigar quais intervenções psicossociais têm evidências adequadas em manter ou melhorar o bem-estar das pessoas com demência conclui que exercícios físicos variados, incluindo caminhada, alongamento e outros exercícios com intensidade moderada melhoram as funções físicas e cognitivas globais e as atividades das habilidades da vida diária[8].

A meditação é outra modalidade de abordagem que demonstra ter um efeito protetor nas doenças neurovegetativas. Newberg et al.[9], em artigo de revisão, concluem que a meditação parece prevenir o declínio cognitivo relacionado à idade, bem como reduções na espessura cortical. Os estudos de neuroimagem demonstram que não apenas áreas específicas do cérebro são ativadas durante a meditação, mas também que a prática leva a mudanças na estrutura e na função do cérebro que persistem além do tempo em que a pessoa realiza a prática ativa. Todos esses achados são extremamente encorajadores e têm muitas implicações clínicas pela potencial evidência em melhorar funções cognitivas em idosos com perda de memória ou comprometimento cognitivo leve.

O treino cognitivo como parte do envelhecimento saudável

Um guia elaborado pela Organização Mundial da Saúde em 2017[10] listou as intervenções realizadas com idosos e que seriam recomendadas para manejar declínios na capacidade, sendo elas: perda da mobilidade, malnutrição, prejuízo visual e perda auditiva, comprometimento cognitivo e sintomas depressivos. Em relação ao comprometimento cognitivo, a recomendação seria de oferecer treino cognitivo a todo e qualquer idoso, mesmo sem um diagnóstico formal de demência. Os principais ganhos seriam prevenir e até reverter dificuldades cognitivas que, por conseguinte, promoveriam maior grau de independência. Apesar dessas recomendações, o guia salienta que há ainda uma escassez de estudos que tornem as evidências dos efeitos do treino mais robustas.

Entretanto, segundo a literatura, a estimulação cognitiva é a intervenção com as evidências mais consistentes na melhora das funções cognitivas, da interação social e da qualidade de vida. As atividades realizadas em grupo apresentaram melhores resultados. Isso pode estar ligado ao fato de que a estimulação cognitiva em grupo incentiva os participantes a fornecer suas opiniões e envolve-os em um ambiente de aprendizagem ideal, geralmente com os benefícios sociais de um grupo[8]. A recomendação de estimulação cognitiva em grupo para pessoas que vivem com demência leve a moderada também aparece na última edição do Instituto Nacional de Excelência em Saúde e Cuidados, na Inglaterra[11].

O que é treino cognitivo?

Treino cognitivo refere-se a uma modalidade de intervenção pautada na prática orientada de um conjunto de tarefas padronizadas que requerem o uso de determinadas funções cognitivas, como atenção, velocidade de processamento, memória, raciocínio e resolução de problemas. Atualmente, apresenta-se como uma alternativa para melhorar o funcionamento de uma função cognitiva[12] ou para atenuar e retardar os efeitos do envelhecimento sobre a cognição, podendo apresentar uma generalização para outras funções que não foram contempladas na intervenção realizada[13].

O treino cognitivo pode ser classificado de diferentes modos, quanto ao tempo e frequência das atividades, aos domínios uni ou multimodais, à condução individual ou grupal, aos recursos utilizados e às técnicas realizadas[12].

Na intervenção unimodal as habilidades-alvo fazem parte de um mesmo domínio cognitivo (p. ex., memória). A multidomínio é estruturada para estimular habilidades cognitivas de diferentes domínios. Os treinos podem ser classificados em fácil, médio e difícil. Os recursos podem ser lápis e papel, tarefas computadorizadas e diversos tipos de instrumentos (p. ex., objetos, jogos manipuláveis). Exames de acompanhamento em longo prazo (*follow-up*) são realizados com o objetivo de verificar a manutenção dos efeitos do treino ao longo do tempo[12].

Como tem se desenvolvido o treino cognitivo em idosos?

As evidências sobre a eficácia dos programas de intervenção cognitiva para idosos começaram a despontar no cenário internacional na década de 1980 e focavam, inicialmente, na investigação da possibilidade de reverter o declínio relacionado à idade por meio de testes psicométricos cognitivos. Dentre os estudos de maior impacto, destaca-se o *Seattle Longitudinal Study* (SLS)[13,14].

O SLS começou em 1956 com Schaie e, em 1983, Scherry Willis passou a integrar a equipe. O objetivo da pesquisa era estudar os diversos aspectos do desenvolvimento psicológico na fase adulta.

O estudo seguiu com intervalos de 7 anos até 2005. A cada intervalo, os participantes eram avaliados novamente, havendo o acréscimo de novos sujeitos. Dessa forma, aproximadamente seis mil pessoas já participaram em algum momento do grupo de estudo. Dos participantes iniciais, há 26 que estão na pesquisa há 50 anos. Os atuais têm entre 22 e 101 anos.

Em 1983, fazendo parte do quinto ciclo do estudo, participantes com 64 anos ou mais receberam treinamento cognitivo, o qual foi desenhado a fim de retardar ou minimizar possíveis alterações cognitivas. Nesse contexto, os pesquisadores demonstraram êxito em minimizar declínios cognitivos em pessoas idosas[14].

Na década seguinte, foi realizado um dos maiores ensaios clínicos randomizados de treino cognitivo para idosos, conhecido como ACTIVE (*Advanced Cognitive Training for Independent and Vital Elderly*), entre abril de 1998 e dezembro de 2004. O estudo contou com 2.832 pessoas (idade média = 73,6 anos), divididas em quatro grupos: três de intervenção e um grupo controle. Cada grupo de intervenção recebeu 10 sessões de treino para uma das três habilidades cognitivas: 1) treino de memória episódica; 2) treino de raciocínio;

ou 3) treino de velocidade de processamento. Mais quatro sessões de reforço foram realizadas após 11 e 35 meses da intervenção em alguns participantes selecionados por randomização. Os resultados obtidos mostraram que os três grupos de intervenção apresentaram melhora nas habilidades treinadas. Em todos os grupos, os pacientes mantiveram melhor desempenho cognitivo, em comparação com o grupo controle, mesmo após 5 anos do treino cognitivo. Além disso, as sessões de reforço melhoraram os resultados dos grupos que treinaram raciocínio e velocidade de processamento. Ainda, o grupo de treino de raciocínio relatou também menos dificuldade nas atividades do dia a dia do que os demais grupos, incluindo o grupo controle[15].

No trabalho de *follow-up* do mesmo grupo, após 10 anos, encontrou-se que os participantes dos grupos de raciocínio e de velocidade de processamento mantinham um relato de menor prejuízo nas atividades instrumentais de vida diária (como pagar contas, administrar a própria medicação, etc.). O grupo de treino de memória, por outro lado, não manteve os benefícios no autorrelato nem nas medidas objetivas de *performance*[16].

Uma revisão procurou esclarecer que tipo de intervenções cognitivas foi utilizado com idosos com comprometimento cognitivo leve de tipo amnésico, ou seja, com déficit específico em memória, acima do esperado, porém não caracterizado como demência[17]. Dos artigos encontrados, apenas 30% eram estudos randomizados e controlados. O número de sessões de cada intervenção variava entre um total de 1 a 20 sessões em 75% dos trabalhos. As principais técnicas utilizadas baseavam-se em estratégias do tipo: auxílios externos de memória (*memory aids*), como uso de agenda e calendário; e táticas como aprendizagem sem erros, categorização, associação nome-face e evocação espaçada. Além disso, metade dos estudos incluía um trabalho de psicoeducação sobre dificuldades cognitivas. O benefício das intervenções foi observado principalmente nas medidas subjetivas, ou seja, no relato dos participantes a respeito do quanto se percebiam mais capazes cognitivamente e funcionalmente, com melhor aceitação da doença e melhor controle sobre a própria memória.

Desse modo, até hoje o que se encontra são achados moderados que comprovam a eficácia dos treinos. Fatores como a grande variação entre os modelos de intervenção, bem como o formato dos instrumentos que medem a eficácia, podem interferir na robustez do desfecho dos treinos. No caso dos instrumentos, há a crítica de que eles podem tanto avaliar diretamente o treino a ser realizado, causando uma inflação no desfecho positivo (p. ex., avaliar um treino de memorização de lista de palavras utilizando a mesma lista para avaliar o pré e o pós), quanto, por outro lado, uma subvalorização dos benefícios. Muitos trabalhos encontram uma melhora importante de aspectos subjetivos, cujas medidas nem sempre são incluídas no protocolo de avaliação. Além disso, o papel das variáveis psicológicas, como expectativas e motivação para treinar, é crítico na compreensão dos efeitos do treinamento cognitivo[18].

Portanto, no contexto clínico, é importante reconhecer que as pessoas são diferentes e as intervenções devem considerar as variáveis individuais e qual é a necessidade de cada um, suas circunstâncias, preferências, pontos fortes e, assim, personalizar e adaptar, na medida do possível, para o indivíduo e seus familiares.

Como organizamos este manual

Os treinos que você encontrará neste manual foram desenvolvidos buscando embasá-los nos dados disponíveis na literatura, principalmente em relação ao desenho geral[15] e às técnicas[19]. Algumas das atividades foram adaptadas de nossas experiências clínicas e outras foram desenvolvidas exclusivamente para compor este programa.

Alguns cuidados foram tomados para que o material seja mais adaptável à população idosa. Por exemplo, as Folhas de Resposta que eles utilizarão foram intencionalmente configuradas em fonte de letra maior, a fim de evitar dificuldades de acesso visual ao conteúdo.

A sequência dos treinos (1 ao 10) foi organizada com objetivo de favorecer o contato gradual com níveis maiores de complexidade e dificuldade. Obviamente, há o componente individual, pois cada pessoa terá mais facilidade para um tipo ou outro de estimulação. Entretanto, os treinos iniciais geralmente recrutam domínios cognitivos únicos e podem ajudar a realizar os treinos seguintes, pois se espera que o participante assimile as estratégias propostas e possa, aos poucos, recrutar domínios múltiplos.

Ainda pensando no componente individual, deve-se ressaltar que as sugestões de tempo para a realização de cada tarefa são uma estimativa média e podem ser muito diferentes do que cada moderador observará em sua prática clínica. No caso de treinos em grupo, é necessário lembrar também que cada participante deve ser incentivado a focar em seu próprio desempenho e evitar comparações com os demais. Comparações podem sempre causar desconforto entre o grupo, além de desmotivar quem se enxerga em situação de desvantagem.

Os 10 primeiros treinos foram elaborados para aplicação semanal, totalizando, portanto, 10 semanas. Após esse período, recomendamos uma pausa de 1 mês para a realização dos próximos 4 treinos. O objetivo principal dessa pausa é que as sessões seguintes se caracterizem como treinos de reforço, e para isso precisam ser feitas após um intervalo em que o participante lide com o dia a dia sem ser estimulado pelos treinos semanais.

Ressaltamos que este manual, em nenhuma instância, substitui um tratamento de saúde. Ele foi desenvolvido para idosos que tenham preocupação ou interesse em exercitar suas habilidades cognitivas e deve ser seguido de acordo com as instruções a seguir.

Como utilizar o manual

Cada treino está identificado com um número, como já explicamos anteriormente, e o manual foi pensado para seguir a ordem numérica de aplicação sugerida. Da mesma maneira, o mediador deverá seguir uma ordem de instrução dos treinos, que será explicada a seguir.

O início de cada treino deverá ocorrer com o mediador retomando a tarefa de casa do treino anterior. Por exemplo, o mediador deverá iniciar o treino número 2 conferindo a tarefa de casa que foi passada no treino número 1. O mediador deverá controlar o tempo nessa parte, sugerindo um máximo de 15 minutos para conferir a tarefa, fazer uma breve discussão sobre a realização e realizar as devidas orientações.

Todos os treinos terão a descrição de objetivo e material necessário – é importante que o mediador verifique possíveis necessidades de aquisição de material com antecedência (como tesoura e cronômetro). Alguns treinos exigirão maior organização e tempo de preparação do mediador, isso será mais bem explicado na parte "Instrução para o treino".

O item "Preparação para o treino" tem como objetivo fazer uma breve introdução do tema que envolve o treino do dia. Também foi pensado para otimizar o tempo do mediador, que não precisará pesquisar sobre o tema. A preparação é importante para "instrumentalizar" e envolver os participantes com a tarefa. Tudo que o mediador poderá simplesmente ler em voz alta estará entre aspas. Explicações e orientações para o mediador, quando existentes, estão entre colchetes. Tente deixar essa parte o mais leve e divertida possível, os participantes devem ser incentivados a divertir-se durante o processo.

Logo em seguida, o mediador deverá fazer a instrução para o treino; nessa parte, o mediador encontrará toda a explicação e orientação para capacitar o participante para execução do treino. Novamente, a formatação para tudo que poderá ser lido em voz alta pelo mediador estará entre aspas e maiores explicações e orientações, somente para conhecimento do mediador, estarão entre colchetes.

Como já informamos, praticamente todos os treinos poderão ser realizados com grupo ou individual, mas algumas instruções serão separadas, específicas para trabalho em grupo ou individual. Nessa parte, o mediador será orientado sobre quando e qual folha de treino deverá entregar aos participantes (a ordem de entrega de material sugerida deverá ser respeitada para o êxito do trabalho). É importante não se apressar para apresentar o material, mas manter o ritmo, e sempre confirmar se a tarefa foi compreendida antes de iniciar.

No caso de trabalho em grupo, sugerimos que se formem minigrupos de 3 ou 4 pessoas para execução dos treinos, e os minigrupos devem ser diferentes a cada encontro. Para trabalho em grupo, todos os participantes deverão utilizar crachá com o seu nome e, antes de iniciar os encontros, o mediador deverá ler o nome de cada participante. Essa estratégia será melhor explicada no Treino 3.

A mediação após treino deverá ser realizada logo após a execução dos treinos, é de suma importância para conclusão, fechamento do trabalho. Portanto, o mediador deverá sempre reservar alguns minutos para conversar, dar um feedback sobre a produção do participante, que deverá ser incentivado a falar sobre suas facilidades e dificuldades com o treino.

Por último, o mediador deverá explicar e entregar a folha da tarefa de casa. É importante que o mediador se certifique de que o participante compreendeu a tarefa, para minimizar possíveis erros. O participante deverá ser incentivado a escrever na folha a data em que apresentará a tarefa, pois anotar também será uma forma de registrar o dia do próximo encontro. Outras dicas de orientações que o mediador pode dar sobre determinadas tarefas são: incentivar que o participante converse com os familiares sobre o que aprendeu, pois isso lhe ajudará a frisar o conhecimento; o objetivo da tarefa é criar o hábito exercitar o cérebro no dia a dia; incentivar que a tarefa seja feita em local silencioso, sem barulhos e outros estímulos possam atrapalhar a atenção e a concentração, prejudicando a capacidade de compreensão.

No final do programa, após a conclusão dos 10 treinos, sugerimos que o mediador entregue para o participante a folha "Fim, e agora?". Esse texto foi pensado para incentivar o participante a continuar trabalhando e exercitando seu cérebro.

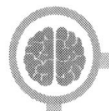

TREINO 1 – APRESENTAÇÃO DAS FUNÇÕES COGNITIVAS (PARTE 1)

Objetivo: apresentar noções básicas de cognição.
Material: folha de respostas disponíveis nos *slides* do Treino 1.

Preparação para o treino

"Vocês já ouviram falar em cognição?"

"De maneira simples, cognição é a capacidade de o cérebro processar as informações que recebe do ambiente e dar uma resposta manifestada por meio do comportamento. Ou seja, cognição envolve o pensamento, o raciocínio, o processamento e o estoque das informações."

"Essas informações podem ser verbais/auditivas (como uma história que contam para nós), visuais (como uma paisagem que queremos guardar na memória), olfativas (como um perfume que identificamos no ar), táteis (como adivinhar uma textura de olhos fechados) e até pelo paladar (como adivinhar um sabor de olhos fechados)."

"Ao envelhecer, é natural que algumas das habilidades cognitivas sofram mudanças. Por exemplo, a velocidade de processamento, que é uma medida de atenção, tende a diminuir principalmente a partir dos 60 anos de idade. Dessa maneira, acabamos demorando mais para fazer uma conta matemática, ou para reagir diante de um estímulo como uma bola que vem em nossa direção."

"Por outro lado, a nossa linguagem tende a se aprimorar até o final de nossa vida: podemos aprender mais e mais palavras, e não perdemos o significado das que já conhecemos."

"Essas características podem ser diferentes nos casos em que o envelhecimento cognitivo não é saudável, ou seja, quando surgem doenças neurodegenerativas, como no caso da demência de Alzheimer. Pessoas com essa doença tendem a apresentar dificuldades muito mais intensas para utilizar a memória, por exemplo."

"E como fazer para garantir um envelhecimento cognitivo saudável? Infelizmente, não há uma fórmula certa nem garantias. Até onde se sabe atualmente, alguns fatores podem prorrogar o surgimento de problemas cognitivos. Dentre eles, uma boa nutrição na infância, um alto número de anos de estudo (dentro da época esperada), profissões que sejam estimulantes para a mente (que exijam raciocínio, lidar com situações novas, tomar decisões, aprendizado constante) e o controle de doenças cardiovasculares (controle de alimentação e prática de exercícios físicos; tratamento de fatores de risco como hipertensão arterial e hipercolesterolemia; e não nutrir hábitos como fumar e beber) podem ajudar."

"Na terceira idade, além desses cuidados com a saúde física, dois aspectos podem ajudar na preservação cognitiva: a manutenção de redes sociais (família, amigos, vizinhos, colegas de atividades feitas em grupo) e a estimulação cognitiva. É nesse último aspecto que este programa poderá lhe(s) ajudar a se manter mentalmente saudável(is)."

"Uma das coisas importantes que se sabe hoje em dia é que, se tivermos problemas de memória, as chances de aprendermos melhor aumentam quando aprendemos certo. Por isso, o material apresentado aqui geralmente terá dois níveis: um mais fácil e um mais difícil. Incentivamos todas as pessoas a responderem primeiro ao nível 1 (mais fácil), para então decidirem, junto com seu terapeuta, se devem ou não tentar o nível 2 (mais difícil). Assim, é mais provável que vocês aprendam de maneira mais gradual e a partir de acertos, e não de erros – afinal, é mais provável errar na tarefa mais difícil se não treinarmos antes com uma tarefa mais fácil."

"Assim, nossos objetivos hoje são: fazer vocês aprenderem o que é cognição e conhecerem um pouco mais sobre o seu perfil cognitivo. Esse perfil é individual, assim como as demais características que vocês têm: seus traços físicos, sua personalidade, detalhes seus que chamam mais a atenção ou que são mais parecidos com a maioria das pessoas. Dessa mesma maneira, o seu perfil cognitivo certamente é marcado por pontos fortes, pontos fracos e características muito semelhantes às de outras pessoas."

Instrução para a Tarefa 1

Mostrar os *Slides* 1.1 e 1.2. "Aqui vocês encontrarão algumas definições de cognição. Porém, os pedaços das frases estão fora de ordem. Sua tarefa será organizar esses pedaços de maneira a descobrir a definição contida em cada um dos balões. Se conseguirem decifrar as duas frases do nível 1 [*Slides* 1.1 e 1.2], passem para o nível 2 [*Slide* 1.3]. Copiem as definições na folha de respostas a seguir." [Mostrar a Folha de respostas do *Slide* 1.4.]

Mostre o *Slide* 1.5 a 1.8. "A segunda parte da atividade de hoje não tem respostas certas ou erradas: trata-se de um questionário no qual vocês devem escolher alternativas que mais tenham a ver com vocês. As perguntas são sobre como vocês avaliam suas funções cognitivas nas últimas 10 semanas (aproximadamente 2 meses e meio). Vocês preencherão o mesmo questionário no final dos treinos, daqui a algumas semanas. Concentrem-se e tentem ser o mais sinceros possível nas respostas."

O gabarito encontra-se nos *Slides* 1.10 a 1.12.

Mediação pós-tarefa

"Como vocês resumiriam o que vimos hoje?"

"A ideia de cognição ficou clara para vocês?"

"Não é importante que vocês 'decorem' alguma das definições que vimos sobre a cognição. É muito mais recompensador que vocês se lembrem de que estão usando suas habilidades cognitivas na maior parte do tempo, e que ter essa noção os(as) ajude a conhecer melhor seus pontos fortes e fracos e como lidar com eles."

"O objetivo deste programa é que vocês se sintam melhor com suas habilidades cognitivas. Até o final dos treinos, é possível que vocês percebam uma melhora na sua capacidade de lidar com as demandas do dia a dia."

Tarefa de casa

Ver *Slide* 1.9.

TREINO 2 – APRESENTAÇÃO DAS FUNÇÕES COGNITIVAS (PARTE 2)

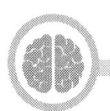

Objetivo: apresentar noções básicas de cognição.
Material: *Slides* do Treino 2.

Antes de iniciar o treino de hoje, retome o conteúdo aprendido no Treino 1 e também a tarefa de casa (*Slide* 1.9). Use de 15 a 20 minutos para que os participantes:

- Retomem as definições de cognição.
- Retomem qual era a tarefa de casa.
- Apresentem a tarefa.
- Discutam sobre como foi a execução da tarefa, o que acharam do resultado e o que poderiam fazer para melhorar, se necessário.

Preparação para o treino

"Semana passada, falamos sobre a cognição e o que costuma ocorrer com ela ao longo da vida, principalmente no envelhecimento. Sabemos agora que cognição é o recurso cerebral para processar informações e fornecer respostas. Cada pessoa possui um perfil cognitivo próprio: na prática, podemos observar isso quando pensamos que algumas pessoas possuem maior facilidade para lidar com informações verbais (p. ex., são muito boas ao falar em público, escrevem bem, memorizam diálogos) e outras lidam melhor com informações visuais (possuem noção espacial, compreendem padrões geométricos e de cores, conseguem reproduzir uma construção com facilidade). Isso acontece porque a cognição é constituída por diversos domínios, os assim chamados domínios cognitivos."

"Hoje vamos conhecer alguns domínios principais e que serão recrutados ao longo das próximas semanas quando vocês tiverem que executar os treinos."

"Vamos começar com dois bastante conhecidos: a atenção e a memória. Essas áreas são mais fáceis de entender, pois são mencionadas frequentemente em nosso cotidiano. Porém, não é tão fácil estabelecer uma definição para cada uma. Alguém conseguiria?" [Aguardar as respostas, incentivar uma breve discussão.]

"Em linguagem simples, podemos dizer que a atenção é a condição para assimilarmos de modo consciente as informações que o ambiente nos fornece. Dizemos de modo 'consciente' porque às vezes recebemos informações sem termos clara noção de que elas nos afetam. Por exemplo: podemos estar envolvidos em uma tarefa longa sem nos darmos conta de que há um ruído constante no ambiente – e só o perceberemos no final do dia, quando sentirmos dor de cabeça. Ou seja, não precisamos estar atentos a algo para que ele nos afete. Porém, só podemos prestar atenção a algo para o qual dirigimos a consciência. Assim, no caso do ruído, caso alguém nos avisasse dele, poderíamos prestar atenção a ele e decidir se ficaríamos naquele ambiente ou não."

"Podemos também dividir a atenção em alguns tipos: a atenção sustentada seria quando precisamos nos concentrar, ou focar em algo, por um período; a atenção seletiva seria quando precisamos "escolher" apenas um estímulo para o qual direcionar o foco (p. ex., ouvir apenas o som da percussão em uma música); a atenção alternada seria quando precisamos intercambiar o foco de atenção entre dois ou mais estímulos diferentes (p. ex., quando precisamos alternar a atenção entre o semáforo e a avenida antes de atravessar a rua)."

"A memória, que é o mecanismo pelo qual recebemos, armazenamos, evocamos e reconhecemos as informações, também tem diversos tipos. A memória pode ser episódica (ou biográfica) quando trata de elementos que vivenciamos, ou que podemos colocar em um contexto. Ela também pode ser implícita (ou procedural) quando se trata de procedimentos que já "colocamos no automático", de tão profundo que é nosso aprendizado – por exemplo, dirigir ou andar de bicicleta. Ela também pode ser dividida em memória de curto prazo e de longo prazo. Há diversas maneiras de categorizar a memória."

"Em geral, é a memória episódica que tende a nos trazer problemas quando envelhecemos. Não temos certeza se já fizemos uma determinada pergunta e corremos o risco de repeti-la; hesitamos ao ter que lembrar o nome de alguém que acabamos de conhecer."

"A atenção e a memória têm uma relação importante entre si: a memória está diretamente dependente da atenção. Só conseguimos memorizar de fato aquilo que passou pela nossa atenção. Se eu lhes perguntar 'quantas vezes falei a palavra memória hoje?', vocês provavelmente não vão saber. Porém, se eu houvesse lhes falado logo no início: 'Eu vou começar a falar e no final vou lhes perguntar quantas vezes eu falei a palavra memória', a chance de vocês saberem me responder aumentaria muito. Isso ocorre porque, no segundo caso, sua atenção foi direcionada para a resposta pretendida."

"Por fim, falemos sobre as funções executivas. Elas compreendem diversas habilidades que são essenciais para que possamos efetuar ações de maneira programada, analisada, ponderada e adaptada. Isso porque ela envolve aspectos como a capacidade de planejamento, a monitorização, o controle inibitório e a flexibilidade mental. Em outras palavras, funções executivas são o "gerente" de nossas habilidades cognitivas."

Tarefa 1

"Após sabermos um pouco sobre algumas funções cognitivas, vamos fazer um exercício sobre duas delas: a atenção e a memória." Mostre a Folha de aplicação – tarefa 1 (*Slide* 2.1). Sugerimos imprimir esta folha em papel cartão, para que o participante possa ter estas fichas separadas para manuseio. "Vocês vão exercitar todas ao longo dos treinos semanais. Olhem as atividades abaixo. Muitas delas devem estar presentes no seu dia a dia, ou na rotina de sua família. Procure lembrar do que vocês aprenderam e tentem separar cada uma delas nas colunas 'Atenção' e 'Memória', que estão na página seguinte." Mostrar a Folha de respostas – Tarefa 1 (*Slide* 2.2). "Assim, para cada atividade, pensem se vocês utilizam mais a atenção ou a memória. No final, vamos discutir as respostas."

Tempo sugerido para atividade: 5 a 10 minutos (em grupo a tarefa pode ser feita por meio de uma discussão entre os participantes e levar mais tempo).

Gabarito: *Slide* 2.7.

Tarefa 2

"Agora faremos um exercício sobre as funções executivas. Para vocês entenderem melhor o que esse conceito significa, nada melhor do que imaginar como seria nossa vida sem funções executivas."

"Olhem esta atividade." Mostre a Folha de aplicação – Tarefa 2 (*Slides* 2.3 à 2.5). "Aqui vocês deverão imaginar o que aconteceria em cada uma das situações caso vocês conseguissem, ou não conseguissem, chegar a um bom resultado. Abaixo de cada exemplo, há uma breve explicação de qual aspecto da função executiva é mais recrutado durante a realização daquela atividade."

Gabarito: *Slide* 2.8.

Mediação pós-treinos

Terminar a sessão de treino falando sobre a inter-relação das funções cognitivas.

"No dia a dia é difícil, quase impossível, separar na prática cada uma. O cérebro funciona de maneira interligada e várias funções são recrutadas para realizar uma única ação."

Tarefa de casa

Ver *Slide* 2.6.

TREINO 3 – TREINO PARA MEMORIZAR NOMES

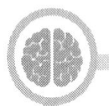

Objetivo: folha treinar estratégias para memorizar nomes.
Material: folha de respostas dos *slides* do Treino 3.

Antes de iniciar o treino de hoje, retome a tarefa de casa. Use entre 10 e 15 minutos para que os participantes:

- Retomem qual era a tarefa de casa.
- Apresentem a tarefa.
- Discutam sobre como foi a execução da tarefa, o que acharam do resultado e o que poderiam fazer para melhorar, se necessário.

Preparação para o treino

"Dificuldade para memorizar nomes de pessoas é uma queixa comum de pessoas de todas as idades. Muitas vezes nos esquecemos do nome de alguém logo após sermos apresentados a essa pessoa. Nessa situação, a preocupação com possíveis problemas de memória é frequente: "Será que estou doente? Será que é Alzheimer?". Mas, o que geralmente acontece é que faltou atenção, foco no nome da pessoa. A atenção é central para a capacidade de memória, não prestar atenção no nome das pessoas é a primeira coisa que atrapalha a lembrar de um nome."

"A motivação também é essencial para memorizar, reflita o quanto é importante para vocês lembrarem de determinado nome. Imaginem que o seu filho acabou de lhes dizer qual será o nome do seu primeiro neto ou que vocês receberão R$ 1.000,00 para cada nome que vocês conseguirem memorizar em determinado evento. Nesses dois exemplos, vocês estarão muito motivados e assim terão maior facilidade para lembrar."

"A repetição também é importante: repetir o nome da pessoa que vocês acabaram de conhecer mentalmente e sempre que possível verbalmente ajuda no processo de memorização. Por exemplo, se o nome que vocês querem lembrar é Cássio Bottino, vocês podem dizer: "Prazer em conhecê-lo, Cássio"; "Cássio, você tem filhos?"; "O sobrenome, Bottino, é de onde?"

"Nomes são mais difíceis de guardar porque não têm significado, por isso é importante colocar um significado no nome. Por exemplo, fazer associação com algo que tem significado importante para vocês. Às vezes, elaborar uma associação pode ser difícil, exige criatividade, mas o importante é ter um significado para vocês."

"Por exemplo: Vocês acabaram de conhecer uma pessoa chamada Laura. Se a Laura que vocês acabaram de conhecer lembrar alguém que vocês já conhecem, como a secretária do seu médico, comente como ela se parece com aquela pessoa. Nesse caso, vocês associaram uma nova informação (a Laura que vocês acabaram de conhecer) com uma informação anteriormente aprendida (a secretária do seu médico)."

"Outro exemplo de associação de informação aprendida seria associar o nome de origem japonesa Juliana Yokomizo, que vocês acabaram de conhecer, à Yoko, viúva do John Lennon, que também tem origem japonesa."

"Vocês também podem associar a pessoa a alguma característica facial que ela tem e que se sobrepõe, como cabelo bonito, nariz grande, pinta no rosto."

"Uma outra forma seria elaborar uma frase com o nome e o sobrenome da pessoa. Por exemplo, para gravar o nome Graça Maria Oliveira, vocês poderiam elaborar a frase: recebi uma graça de Maria debaixo de uma oliveira."

"A imagem visual também pode ser utilizada para gravar nomes. Se vocês acabaram de conhecer alguém com o nome Raquel Penteado, vocês podem imaginar a Raquel com um penteado bem extravagante, algo grande e diferente, por exemplo."

Instruções para treino individual

Na folha de Treino para Memorizar Nomes (individual) (*Slide* 3.1), cole a sua foto no primeiro espaço indicado em vermelho e escreva seu nome no local determinado. Recorte a foto de duas pessoas desconhecidas de uma revista e cole no local indicado (*Slide* 3.2), escolha nome para essas pessoas e escreva no local determinado. "Vamos treinar as estratégias para memorizar nomes. O desafio hoje será memorizar o meu nome e os nomes destas pessoas" [mostrar a folha de resposta do treino – *Slide* 3.2]. "Mesmo que você já tenha memorizado o meu nome, elabore uma estratégia para que você não esqueça. Você deverá utilizar as estratégias e dicas que você aprendeu hoje para fazer associações que tenha significado para você. Seja criativo e tente utilizar mais de uma estratégia. Lembre-se, você não gravará o nome se estiver pensando nas contas que você tem que pagar; você deve realmente focar a sua atenção nos nomes e nos rostos. Você pode fazer essa tarefa mentalmente ou escrever os nomes e as associações elaboradas; faça da forma que funcionar melhor para você, o importante é treinar o método."

Instruções treino em grupo

Faça cópias da folha de resposta Treino para Memorizar Nomes (grupo) (*Slide* 3.4) e entregue uma folha para cada participante. "Vamos treinar as estratégias para memorizar nomes. Formem minigrupos de três pessoas: é importante escolher pessoas que vocês não conhecem para fazer parte do seu grupo. A tarefa será memorizar o meu nome e o nome das pessoas do grupo utilizando as estratégias e dicas que vocês aprenderam hoje. Mesmo que vocês já tenham memorizado o meu nome, elaborem uma estratégia para que vocês não esqueçam. Sejam criativos e tentem utilizar mais de uma estratégia. Vocês podem fazer essa tarefa mentalmente ou escrever os nomes e as associações elaboradas; façam da forma que funcionar melhor para vocês, o importante é treinar o método."

"A meta, após os 14 encontros, é memorizar o nome de todos os participantes do grupo. Como já combinamos no primeiro dia, o uso do crachá é obrigatório e no início dos encontros repetirei o nome de cada um de vocês. Fazendo isso, estou utilizando a estratégia de repetição que mencionei hoje e também será uma oportunidade para vocês treinarem focar a sua atenção no nome e no rosto dos seus colegas, enquanto eu falo. Lembre-se, vocês não gravarão o nome se estiverem pensando nas contas que vocês têm que pagar; vocês devem realmente focar a sua atenção nos nomes e nos rostos."

Gabarito: *Slide* 3.6.

Mediação pós-treino

Breve discussão antes do próximo treino do dia. Converse sobre a produção dos participantes, incentive que cada um comente as dificuldades e facilidades encontradas para a execução do treino.

"O que acharam dessa tarefa?"

"Conseguiram memorizar os nomes?"

"O que foi mais difícil?"

"Quantas estratégias conseguiram utilizar?"

"Qual estratégia foi mais fácil de utilizar?"

"Como vocês podem utilizar essas estratégias na sua rotina diária?"

Para o trabalho em grupo: "Lembrem-se, continuem treinando durante os encontros. A meta será memorizar o nome de todas as pessoas do grupo. No final dos encontros, vamos testar quantos nomes vocês conseguiram gravar."

Tarefa de casa (individual)

Entregue a folha de resposta da tarefa de casa (*Slide* 3.5). "Treine as estratégias (atenção, motivação, repetição, associação, imagem visual) para memorizar nomes aprendidos hoje até o próximo encontro. Tente memorizar mais dois nomes durante a semana. Para isso você deverá conhecer pessoas novas ou aprender o nome de pessoas que você encontra no seu cotidiano. Pense na tarefa como uma oportunidade para socializar. Você poderá iniciar conversa com seu vizinho novo, com alguém da igreja que você ainda não conhece ou com o funcionário do supermercado que você frequenta, por exemplo. Lembre-se, é importante manter a atenção e a motivação para memorizar nomes de pessoas. Boa sorte!"

Tarefa de casa (grupo)

Entregue a folha de resposta da tarefa de casa (*Slide* 3.5) "Treinem as estratégias (atenção, motivação, repetição, associação, imagem visual) para memorizar nomes aprendidos hoje até o próximo encontro. Tentem memorizar mais dois nomes durante a semana. Para isso vocês deverão conhecer pessoas novas ou aprender o nome de pessoas que vocês encontram no seu cotidiano. Pensem na tarefa como uma oportunidade para socializar. Vocês poderão iniciar conversa com seu vizinho novo, com alguém da igreja que vocês ainda não conhecem ou com o funcionário do supermercado que vocês frequentam, por exemplo. Lembrem-se, é importante manter a atenção e a motivação para memorizar nomes de pessoas. Para o próximo encontro, vocês também deverão trazer uma foto de vocês, uma foto recente e que seja possível visualizar bem o seu rosto. Não devolverei a foto, ela será utilizada em próximas atividades."

TREINO 4 – TREINO DA AGENDA DE CONTATOS

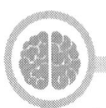

Objetivo: estimular atenção e memória operacional.
Material: folha de respostas dos *slides* do Treino 4.

Antes de iniciar o treino de hoje, retome a tarefa de casa. Use entre 10 e 15 minutos para que os participantes:

- Retomem qual era a tarefa de casa.
- Apresentem a tarefa.
- Discutam sobre como foi a execução da tarefa, o que acharam do resultado e o que poderiam fazer para melhorar, se necessário.

Preparação para o treino

"Vocês sabem algum número de telefone de memória?"

"Hoje em dia é muito difícil gravar na cabeça um contato telefônico. Isso acontece seja porque os números aumentaram em quantidade de unidades, como é o caso dos números de celular, ou porque as pessoas passaram a ter mais de um número de telefone: o fixo, o fax, o celular etc. Além disso, já não temos mais o hábito de escrever uma agenda de contatos; hoje em dia eles ficam guardados na agenda do nosso aparelho móvel. É muito mais prático e fácil, porém perdemos o hábito de exercitar nossa memória com a agenda de papel."

"Um tipo muito específico de memória utilizado para lembrar as informações em ordem alfabética é a memória operacional, ou memória de trabalho. Esta é aquela habilidade que usamos para "operar" ou "trabalhar" com as informações mentalmente durante a formulação de um raciocínio. Precisamos da memória operacional, por exemplo, para planejar a realização de uma tarefa em passos, evocar um trajeto, entre outros."

"Esse é o treino de hoje."

Instrução para o treino

Imagine que vocês vão organizar uma agenda de contatos. Organizem os nomes e números em ordem alfabética.

Imprima em papel cartão e ajude os participantes a recortar os nomes da folha Agenda de Contatos — nível 1 (*Slide* 4.1). Em seguida, passe para a folha de resposta (*Slide* 4.2). "Agora, vejam os espaços que estão em branco na página seguinte. Eles são a base na qual vocês devem colocar os nomes em ordem alfabética, treinando assim memória operacional e também praxia motora. Comecem preenchendo a coluna da esquerda, de cima para baixo, e depois a coluna da direita."

Mediação pós-treino

Esta tarefa pode levantar diversos graus de dificuldade, desde os mais leves até maiores, principalmente por causa de desafios no planejamento e na atenção. Assim, é importante que o moderador discuta após o término quais foram as dificuldades iniciais, as estratégias utilizadas e se o desempenho do participante foi dentro do previsto para si mesmo, em termos de tempo levado para completar a tarefa e de grau de acertos.

Seguem algumas perguntas que podem abrir a discussão:

"Vocês acharam a tarefa difícil?"

"Se sim, qual foi a maior dificuldade?"

"Vocês imaginavam que demorariam mais ou menos do que realmente demoraram para fazer essa tarefa?"

"Que estratégias vocês usaram para terminar a atividade?"

"Se vocês precisassem fazer essa tarefa novamente, usariam a mesma estratégia? Se não, quais poderiam usar?"

"De que maneira vocês acreditam que precisaram recrutar sua memória operacional para fazer a atividade?"

Provavelmente os participantes mencionarão uma maior dificuldade nos nomes semelhantes como no nível 2 (*Slide* 4.3) (como Daniela Albuquerque e Daniela Azevedo; Maria Aparecida e Maria Apparecida). É interessante que o moderador possa comentar um pouco sobre o quanto a memória operacional é utilizada nessa tarefa nos momentos em que o alfabeto precisa ser constantemente relembrado e atualizado conforme se organizam os nomes: assim, para Daniela Albuquerque e Daniela Azevedo, é necessário verificar que o primeiro nome (Daniela) é totalmente idêntico; a primeira letra do sobrenome (A) também; então, precisa-se descobrir qual das letras seguintes (L para Albuquerque e Z para Azevedo) vem primeiro na ordem alfabética. No caso da Maria Aparecida e da Maria Apparecida, a diferença deve ser decidida entre as terceiras letras dos dois sobrenomes (A e P, respectivamente).

Tarefa de casa

Ver *Slide* 4.5.

TREINO 5 – NOMEAÇÃO DE FIGURAS

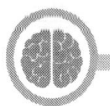

Objetivo: estimular a linguagem, nomeação e memória de curto prazo visual.
Material: folha de respostas dos *slides* do Treino 5; cronômetro.

Antes de iniciar o treino de hoje, retome a tarefa de casa. Use de 10 a 15 minutos para que os participantes:

- Retomem qual era a tarefa de casa.
- Apresentem a tarefa.
- Discutam sobre como foi a execução da tarefa, o que acharam do resultado e o que poderiam fazer para melhorar, se necessário.

Preparação para o treino

"No nosso dia a dia, é automático olharmos para os objetos e reconhecer seu nome, sua função, se já tivemos contato com eles no passado ou se é a primeira vez que nos deparamos com ele. Algumas vezes, pode ocorrer de esquecermos o nome do objeto – sabemos exatamente o que ele é e para que serve, mas o nome não vem! É a chamada palavra que está 'na ponta da língua'. Isso costuma acontecer com vocês?" [Aguardar resposta, ouvir depoimentos espontâneos.] "Essa dificuldade tem a ver com a memória, como tendemos a pensar, mas também tem a ver com a linguagem. A capacidade de nomear tem a ver com o acesso a um estoque semântico, ou seja, de significados, que temos dentro de nossa 'reserva mental'. Hoje, faremos um exercício que estimula a linguagem."

Tarefa nível 1

Parte 1

Mostre a folha Figuras – nível 1 (*Slide* 5.1). "A seguir vocês verão imagens de vários objetos. Tentem decorar os detalhes, a forma, as cores, tentem recordar se já os viram antes. Vocês terão 2 minutos para olhar atentamente para os objetos. Tentem memorizá-los."

Aguarde os 2 minutos. "Escreva na Folha de Registro – nível 1 (*Slide* 5.2), Parte 1, todos os objetos de que conseguiram se lembrar."

Estimule os participantes a tentar escrever o máximo de objetos. Anote o tempo.

Pegue a Folha de Palavras Embaralhadas – nível 1 (*Slide* 5.3). "Aqui vocês têm o nome dos objetos que vocês viram (sem acentos), mas as letras estão embaralhadas. Tentem colocar as letras em ordem e assim formar o nome correto do objeto que vocês viram anteriormente." [Anote o tempo.]

Gabarito: *Slide* 5.7.

Mediação pós-tarefa nível 1

Após o término da atividade, o moderador discute a produção dos participantes.

"Vocês conheciam todos os objetos? Se não, qual desconhecia?"

"Quais desses objetos vocês possuem em casa?"

"Que estratégia vocês utilizaram para a memorização?"

Ao moderador: o nível 2 pode ser realizado no mesmo dia, logo após o nível 1, dependendo do grau de comprometimento da pessoa. Caso ela demonstre grau elevado de dificuldade de realização da atividade no nível 1, não faça a tarefa de nível 2. Apenas retome algumas estratégias de memorização e converse sobre elas.

Tarefa nível 2

"Agora que vocês já fizeram o exercício anterior e estão familiarizados com ele, vamos tentar deixar um pouco mais difícil? A seguir vocês verão imagens de objetos diferentes dos anteriores e em número maior. Tentem decorar os detalhes, a forma, as cores, tentem recordar se já os viram antes."

Mostre a folha de Figuras – nível 2 (*Slide* 5.4). "Vocês terão 3 minutos para olhar atentamente para os objetos. Tentem memorizá-los."

Aguarde os 3 minutos. "Escreva na Folha de Registro das Respostas – nível 2 (*Slide* 5.5) todos os objetos de que conseguiu se lembrar."

Estimule os participantes a tentar escrever o máximo de objetos. Anote o tempo. Após, pegue a Folha de Palavras Embaralhadas – nível 2 (*Slide* 5.6). "Aqui vocês têm o nome dos objetos que vocês viram (sem acentos), mas as letras estão embaralhadas. Tente colocar as letras em ordem e assim formar o nome correto do objeto que vocês viram anteriormente." [Anote o tempo.]

Gabarito: *Slide* 5.8.

Mediação pós-treino nível 2

Após o término da atividade, o moderador discute a produção dos participantes.

"Vocês conheciam todos os objetos? Se não, qual desconheciam?"

"Quais desses objetos vocês possuem em casa?"

"Que estratégia vocês utilizaram para a memorização?"

Tarefa de casa

"Quais desses objetos vistos na lista vocês têm na sua casa? Tragam fotos; pode ser uma foto que vocês já possuam, ou tire fotos se tiver familiaridade com câmeras digitais ou no celular."

TREINO 6 – PQRST PARA MEMORIZAR FATOS, HISTÓRIAS E OUTROS

Objetivo: treinar o método PQRST para memorizar histórias, fatos e eventos.

Material: folha de respostas dos *slides* do Treino 6 e cronômetro.

Antes de iniciar o treino de hoje, retome a tarefa de casa. Use entre 10 e 15 minutos para que os participantes:

- Retomem qual era a tarefa de casa.
- Apresentem a tarefa.
- Discutam sobre como foi a execução da tarefa, o que acharam do resultado e o que poderiam fazer para melhorar, se necessário.

Instrução para o treino

"Hoje vamos aprender como utilizar o método PQRST. O método pode ser utilizado para memorizar histórias, fatos, eventos e/ou qualquer reportagem que vocês leram ou assistiram. A sigla PQRST é formada pelas iniciais das seguintes palavras na língua inglesa: *Preview, Question, Read, Summarize* e *Test.* Em português, podemos adaptar a tradução para Prévia, Questione, Releia, Sintetize e Teste. O método sugere que vocês:"

"Primeiro façam uma leitura rápida do texto para perceberem do que se trata a história."

"Depois, elaborem perguntas (questionamentos) sobre a história."

"Em seguida, releiam a história, dessa vez com calma, e respondam aos questionamentos que haviam feito antes."

"Façam então um resumo (síntese) sobre a história."

"E, por fim, testem a si mesmos o que foram capazes de memorizar."

Entregue os materiais de apoio números 1 e 2 (*Slides* 6.1 a 6.4). "Vocês sabem algo sobre a história do Leonardo da Vinci? Estudem os fatos da história do Leonardo da Vinci por 10 minutos e, depois, vamos utilizar cada etapa do método PQRST para memorizá-la."

Aguarde os pacientes estudarem a história por 10 minutos. "Agora, vamos repassar as etapas do método PQRST para memorizar a história. Vocês podem responder aos questionamentos mentalmente ou escrever as suas respostas. Façam da forma que funcionar melhor para vocês; o importante é treinar o método." Faça o passo a passo do método junto com os participantes.

Mediação pós-treino

[Breve discussão.] Converse sobre a produção dos participantes, incentive que cada um comente as dificuldades e facilidades encontradas para a execução do treino.

"O que vocês acharam do método PQRST para memorizar a história?"

"Acredita que memorizaram mais detalhes do que conseguiriam sem o método?"

"Qual foi sua maior dificuldade?"

"Em qual situação do cotidiano de vocês o uso do método PQRST poderia ser útil?"

Tarefa de casa

Entregar materiais de apoio – tarefa de casa (*Slides* 6.5 a 6.8), disponíveis para *download*. "Para tarefa de casa, utilizem o método PQRST para memorizar parte da história do filme *A noviça rebelde*. Vocês conhecem esse filme? Se não conhecem ou não estão lembrados desse nome, poderão ler a história no material entregue."

TREINO 7 – TREINO DO EFEITO *STROOP*

Objetivo: estimular controle inibitório, atenção e velocidade de processamento.
Material: folha de respostas dos *slides* do Treino 7 e cronômetro (opcional).

Antes de iniciar o treino de hoje, retome a tarefa de casa. Use entre 10 e 15 minutos para que os participantes:

- Retomem qual era a tarefa de casa.
- Apresentem a tarefa.
- Discutam sobre como foi a execução da tarefa, o que acharam do resultado e o que poderiam fazer para melhorar, se necessário.

Preparação para o treino

A seguir, seguem orientações para o mediador introduzir o treino.

"Já aconteceu de vocês, por impulso, falarem ou fazerem algo e depois se arrependerem?" [Aguardar respostas.] "Bem, isso costuma acontecer, em menor ou maior grau, com todos nós. Como vocês acham que deveriam ter agido?" [Incentivar discussão, caso seja um grupo.] "O que faremos hoje será trabalhar a função cognitiva responsável pelo controle desses comportamentos, chamada controle inibitório."

"O treino a seguir refere-se ao efeito *Stroop*. Alguém já ouviu esse termo?" [Aguardar respostas.] "Esse efeito ocorre quando recebemos um estímulo, mas precisamos responder a ele de maneira imprevisível. Um bom exemplo disso é um jogo que costumamos brincar na infância: um líder dá comandos 'alto!' ou 'baixo!', e os demais têm que se levantar ou agachar. A graça da brincadeira acontece quando alguém prevê errado o comando do líder e erra a resposta: agacha quando o comando é 'alto!', ou vice-e-versa. Vamos treinar esse efeito com um modelo clássico utilizado na Psicologia." Apresente o *Slide* 7.1 com as palavras coloridas "azul, amarelo, verde, vermelho".

"Vejam, aqui vocês têm quatro palavras que são nomes de cores, mas observem que o nome da cor não é igual à cor da tinta. Nesse caso, deve-se falar a cor da tinta em que a palavra foi escrita e não ler a palavra. Por exemplo, onde está escrito "azul", deve-se dizer "vermelho", onde está escrito "amarelo", deve-se falar "verde", e assim por diante. Agora, tentem vocês."

Permita que o participante tente realizar as duas últimas palavras. Em caso de atividade em grupo, peça que tentem fazer a lista de palavras em dupla, como um aquecimento para o treino.

Após essa etapa, retome a explicação, dizendo: "O que nós fizemos mostra como nosso cérebro avalia e controla o comportamento impulsivo em situações conflitantes, e a isso chamamos de controle inibitório. A atividade que faremos a seguir segue o mesmo princípio, mas utilizaremos figuras, e não palavras."

"Hoje vocês irão realizar a seguinte tarefa." Mostrar o *Slide* 7.2 (aquecimento) para os participantes.

Tarefa nível I

Parte A

Mostre o *Slide* 7.3.

"Aqui, vocês deverão falar somente o nome dos objetos, o mais rápido que vocês puderem, da esquerda para a direita, de cima para baixo."

Aponte com o dedo enquanto explica a orientação. Após a execução e a compreensão da atividade, vire a página para seguir com a tarefa. Retome as instruções caso necessário.

Dica para o moderador: marque o tempo que o participante levará para realizar a atividade. Esse dado será importante caso você deseje quantificar a evolução da velocidade de processamento.

Parte B

Mostre os *Slides* 7.4 e 7.5.

"Agora vamos dificultar um pouco, vocês deverão falar invertendo o nome dos objetos, ou seja, onde estiver a figura de um garfo, vocês deverão falar "faca"; e onde estiver a figura de uma faca, vocês deverão falar 'garfo'."

O moderador pode repetir as instruções quantas vezes julgar necessário, até que o participante compreenda o que deve realizar na tarefa. Na sequência, vire a página para dar seguimento à tarefa.

Dica para o moderador: marque o tempo em que o treinando irá realizar a atividade. Esse dado será importante caso você deseje quantificar a evolução da velocidade de processamento e do controle inibitório por meio do treinamento por repetição.

Tarefa nível 2

Parte C

Dica para o moderador: antes de iniciar o aquecimento do nível 2 (*Slide* 7.6), pode-se repetir a parte A (*Slide* 7.3) e/ou B (*Slide* 7.5) do nível 1, a fim de facilitar a execução do nível 2.

Mostre o *Slide* 7.7.

"Nesta etapa da tarefa, vocês deverão falar o nome dos objetos quando suas pontas estiverem voltadas para cima, mas quando as posições estiverem invertidas, ou seja, as pontas do garfo ou da faca estiverem voltadas para baixo, vocês deverão mudar a regra e falar 'faca' quando houver a figura de um garfo e falar 'garfo' quando houver a figura de uma faca." Também é possível marcar o tempo com que o participante realizará a atividade. Mostre o *slide* seguinte para dar continuidade ao treino. Retome as instruções caso necessário.

Mediação pós-treino

Ao concluir a tarefa, o moderador debate sobre o desempenho dos participantes.

"Vocês encontraram alguma dificuldade?"

"Qual etapa foi mais difícil?" [É esperado que o participante fale sobre a segunda etapa.]

"Se vocês tivessem que fazer novamente essa tarefa, acreditam que seria mais fácil? Por quê?"

"Vocês observaram se precisaram diminuir a velocidade para fazer a tarefa conforme era necessário usar mais o seu controle inibitório?"

Em caso de grupo, permita aos participantes conversarem sobre as principais dificuldades encontradas e onde observam isso no seu dia a dia.

Após o término da mediação pós-treino, entregue a folha de tarefa de casa e explique a instrução contida nela.

Gabarito

Ver *Slide* 7.9.

TREINO 8 – TREINO DE ALINHAVO

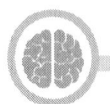

Objetivo: estimular atenção, memória operacional e destreza motora.

Material: folha de respostas dos *slides* do Treino 8; barbante; cronômetro (opcional).

Antes de iniciar o treino de hoje, retome a tarefa de casa. Use entre 10 e 15 minutos para que os participantes:

- Retomem qual era a tarefa de casa.
- Apresentem a tarefa.
- Discutam sobre como foi a execução da tarefa, o que acharam do resultado e o que poderiam fazer para melhorar, se necessário.

Preparação para o treino

"Vocês sabem o que significa alinhavar?" [Caso os participantes não conheçam o termo, explique que alinhavar significa costurar provisoriamente, tarefa que será realizada por eles neste treino.] "Em que tarefas do nosso dia a dia vocês costumam fazer isso?" [Se os participantes não trouxerem espontaneamente algum exemplo, diga que se utiliza o alinhavar para costurar, tricotar, fazer crochê, bordar, etc.]

"A próxima atividade será de alinhavar alguns itens com um barbante. Primeiro vocês irão alinhavar apenas números. Para realizar essa tarefa, vocês precisarão recrutar funções cognitivas como atenção sustentada, que significa manter a atenção focada no que se está fazendo. Depois, vocês irão costurar números e letras de modo alternado. Para essa tarefa vocês precisarão de atenção alternada, que é a capacidade de mudarmos nossa atenção entre um estímulo e outro, alternadamente."

"Claro que além dessas duas modalidades atencionais, vocês também precisarão de destreza motora e memória operacional para manterem as informações na cabeça enquanto executam a atividade."

Tarefas níveis 1 e 2

Os *Slides* 8.1 a 8.8 podem ser impressos em papel cartão e abertos em todos os círculos distribuídos nos *slides*. A ideia é que o participante já receba essa folha mais firme e vazada para passar o barbante pelos orifícios.

Prancha A – alinhavo de números

Posicione a Prancha A – aquecimento (*Slides* 8.1 ou 8.5), de números, em frente a cada participante e, com o barbante em sua mão dominante, fale as instruções e demonstre, ao mesmo tempo. "Vocês deverão ligar os números utilizando o barbante, assim como estou fazendo, o mais rápido que vocês conseguirem. Agora é a sua vez."

Entregue a prancha e o barbante a cada participante. Peça que eles executem a atividade também com a mão dominante. Tire suas possíveis dúvidas. Somente após esse procedimento siga adiante. Se os participantes obtiveram êxito nessa fase, siga para a próxima etapa, descrita a seguir.

Entregue a Prancha A dos *Slides* 8.2 ou 8.6, o barbante e diga:

"Nesta prancha há alguns números. Comece no número 1 (aponte para o 1), onde está escrito 'Início', e ligue com o barbante o número 1 ao 2 (aponte para o 2), o 2 ao 3 (aponte para o 3), o 3 ao 4 (aponte o 4) e assim por diante, seguindo a ordem numérica crescente, até que vocês cheguem ao 'Fim' (aponte para a marca 'Fim'). O alinhavo sempre deve começar no sentido de baixo para cima da prancha. Alinhave os números o mais rápido que vocês puderem. Podem começar."

Prancha B – alinhavo de números e letras

Mostre a Prancha B – aquecimento dos *Slides* 8.3 ou 8.7.

"Nesta outra prancha estão alguns números e letras. Comece no número 1 (aponte) e alinhave com o barbante do número 1 à letra A (aponte para A), de A para 2 (aponte para 2), de 2 para B (aponte para B), de B para 3 (aponte para 3), de 3 para C (apontar para C), e assim por diante, em ordem numérica e alfabética alternadas até chegar ao "Fim" (aponte). Alinhave o mais rápido que vocês puderem. Podem começar." Se o participante obteve êxito nessa fase, siga para a próxima, descrita a seguir.

Entregue a Prancha B dos *Slides* 8.4 ou 8.8 e o barbante. "Aqui vocês irão proceder da mesma forma. Porém, há mais números e letras. Se não houver dúvidas, podem começar."

Em caso de omissão de itens, aponte para o participante o item que ele omitiu e diga para ele continuar a partir desse item, ou seja, o último item alinhavado corretamente. Caso o participante erre alguma sequência, avise-o e oriente-o a continuar também do último item alinhavado de forma correta.

Mediação pós-treino

Ao concluir a tarefa, o mediador debate a produção com os participantes.

Questione sobre as facilidades e dificuldades das atividades. Pergunte em quais outras situações é necessário sustentar e/ou alternar a atenção. Incentive ainda para que comentem sobre como percebem sua motricidade fina.

Após o término da mediação pós-treino, entregue a folha de tarefa de casa (*Slide* 8.9) e explique a instrução nela contida.

Tarefa de casa

Ver *Slide* 8.9.

TREINO 9 – TREINO DE RACIOCÍNIO LÓGICO

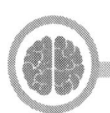

Objetivo: estimular o raciocínio lógico e a atenção.
Material: folha de respostas dos *slides* do Treino 9 e cronômetro.

Antes de iniciar o treino de hoje, retome a tarefa de casa. Use entre 10 e 15 minutos para que os participantes:

- Retomem qual era a tarefa de casa.
- Apresentem a tarefa.
- Discutam sobre como foi a execução da tarefa, o que acharam do resultado e o que poderiam fazer para melhorar, se necessário.

Primeira atividade do dia: Treino de raciocínio lógico I

Preparação para o treino

"As atividades de hoje exigirão a sua capacidade de raciocínio lógico."

"Qual a definição de raciocínio?" [Aguardar resposta.]

"O que é lógico?" [Aguardar resposta.]

"De modo geral, podemos definir raciocínio como pensamento e lógico como algo coeso. O raciocínio lógico é importante para organizar e estruturar nosso pensamento na solução de problemas."

"Mas, quais problemas?"

"Será que vocês já utilizaram o raciocínio lógico hoje?" [Aguardar resposta.]

"Podem não perceber, mas utilizam o raciocínio lógico para resolver inúmeros problemas do seu cotidiano. Hoje, decidiram que horas deveriam começar a se arrumar para não se atrasarem no nosso encontro. Decidiram que roupa vestir de acordo com o tempo que está fazendo, se está calor ou frio. Decidiram qual caminho deveriam fazer para ficar menos tempo no trânsito ou para chegar aqui em segurança. Utilizaram o raciocínio lógico para tomar essas decisões. Utilizamos raciocínio lógico quando calculamos quanto custará o nosso transporte no mês, quando planejamos quanto devemos guardar de dinheiro para fazer aquela viagem tão esperada, ou quando programamos o passo a passo da nossa receita de bolo predileta."

"Perceba que, na maioria das vezes, utilizamos o raciocínio lógico de forma inconsciente. Mas é importante tornar cada vez mais consciente o uso do raciocínio lógico na nossa rotina. Desenvolvendo o raciocínio lógico, ficará mais fácil e rápido encontrar uma solução adequada e satisfatória para os nossos problemas."

Instrução para o treino

"Vamos treinar o uso do raciocínio lógico?"

"Observe com atenção as uvas a seguir e numere o mais rápido que puder a sequência correta das figuras, de forma que tenha sentido." (*Slides* 9.1 e 9.2.)

"Observe o conjunto de figuras de cada exercício com atenção. Numere a sequência correta das figuras, o mais rápido que puder, de forma que tenha lógica. Pense sobre o tema da tarefa e repasse para si mesmo a sequência das figuras para confirmar a sua resposta, antes de finalizar."

"As figuras a seguir são de um vendedor de bexigas."(*Slides* 9.3 a 9.5.) "As figuras estão na ordem errada e, quando numeradas corretamente, contarão uma história. Observe com atenção e numere o mais rápido que puder a sequência correta das figuras."

Mediação pós-treino

Breve discussão antes do próximo treino do dia. Converse sobre a produção dos participantes, incentive que cada um comente as dificuldades e facilidades encontradas para a execução do treino.

"Como foi para vocês fazer essa atividade?"

"O que foi mais fácil e mais difícil?"

"Como vocês avaliariam o desempenho de seu raciocínio lógico para resolver essas tarefas?"

Tarefa de casa

Após o término do treino, entregar e explicar a folha da tarefa de casa (*Slides* 9.9 a 9.11). "As imagens a seguir referem-se à preparação de uma macarronada à bolonhesa. Observe com atenção e numere o mais rápido que puder a sequência correta das figuras."

Segunda atividade do dia: Treino de raciocínio lógico 2

Instrução para o treino

"Utilizem o raciocínio lógico para fazer cálculos matemáticos com os números apresentados a seguir. Mostre o *Slide* 9.6. Somem os números para encontrar grupos de três números seguidos com o resultado da soma solicitada. Atenção: os grupos podem estar na vertical, horizontal ou diagonal, dependendo do exercício."

"Juntos, vamos fazer o exercício de treino. Encontrem quatro grupos de três números seguidos com a soma de 12. Não se esqueçam de procurar possibilidades de grupos na diagonal – existe pelo menos uma possibilidade de grupo na diagonal no exemplo." [Permita que o participante trabalhe por até 10 minutos no exercício de treino e confira o resultado. Refaça o exercício junto com o participante caso necessário, para minimizar erros na continuação do treino.]

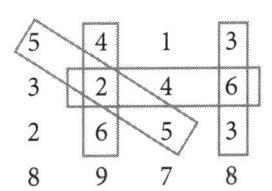

"Utilize o raciocínio lógico para fazer cálculos matemáticos com os números apresentados a seguir. Some os números para encontrar grupos de três números seguidos com o resultado da soma solicitada. Atenção: conforme o exemplo, os grupos podem estar na vertical, horizontal ou diagonal, dependendo do exercício." Mostre o *Slide* 9.8":

Mediação pós-treino

Converse sobre a produção dos participantes, incentive que cada um comente as dificuldades e facilidades encontradas para a execução do treino.

"Como foi para vocês fazer as atividades de hoje?"

"Qual atividade vocês acharam mais difícil?"

"Qual foi mais fácil?"

"Qual vocês mais gostaram?"

"Em qual situação do seu cotidiano vocês já utilizavam o raciocínio lógico e não percebiam?"

"Vocês acreditam que a partir de agora ficará mais fácil treinar o uso do raciocínio lógico na sua rotina?"

Tarefa de casa

Utilize o *Slide* 9.12. "Para a tarefa de casa, façam cálculos matemáticos com os números apresentados e encontrem quatro grupos de três números seguidos com a soma de 19. Os grupos podem estar na vertical, horizontal ou diagonal. Lembrem-se de procurar possibilidades de grupos na diagonal, existe pelo menos uma possibilidade de grupo na diagonal neste exercício."

Não se esqueçam de treinar o uso do raciocínio lógico na rotina do seu cotidiano. O raciocínio lógico é importante para organizar e estruturar o pensamento na solução de problemas. Desenvolvendo o raciocínio lógico, ficará mais fácil e rápido encontrar uma solução adequada e satisfatória para os problemas do dia a dia. Boa sorte!

TREINO 10 – TREINO *GOURMET*

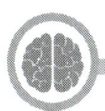

Objetivo: estimular a atenção, a memória e o planejamento.
Material: folha de respostas dos *slides* do Treino 10.

Antes de iniciar o treino de hoje, retome a tarefa de casa. Use entre 10 e 15 minutos para que os participantes:

- Retomem qual era a tarefa de casa.
- Apresentem a tarefa.
- Discutam sobre como foi a execução da tarefa, o que acharam do resultado e o que poderiam fazer para melhorar, se necessário.

Preparação para o treino

"A atividade de hoje é algo, provavelmente, muito conhecido de vocês. Vocês gostam de cozinhar? Têm algum prato de que vocês gostem ou que saibam fazer?" [Se a atividade for em grupo, dê um tempo para que os participantes partilhem informações entre si.]

"Para atividades como cozinhar, necessitamos usar diferentes funções cognitivas. Precisamos ter organização e planejamento, ou seja, separar os ingredientes e verificar se temos todos disponíveis em casa ou temos de ir ao supermercado para comprá-los. Além disso, devemos separar os recipientes que iremos utilizar. Viram? São várias informações que temos para administrar."

"Depois precisamos seguir a ordem correta das etapas da preparação do prato para que nada saia errado. Temos que ficar atentos à leitura da receita e, além de atenção, necessitamos do funcionamento da memória operacional. Vocês sabem o que é memória operacional?" [Se em grupo, dê um tempo para que pensem e falem sobre o que acreditam ser memória operacional.]

"Bem, memória operacional é o que nos permite manter as informações necessárias operando, trabalhando na nossa mente enquanto executamos uma atividade. Na atividade de cozinhar, por exemplo, precisamos desse tipo de memória seguir o passo a passo da receita, saber o que fizemos e o que teremos que fazer no momento seguinte, de forma organizada."

"Claro que, além disso, também podemos alcançar outros tipos de memória, como aquelas que nos remetem ao passado, a nossa infância ou a alguém afetivamente importante para nós, como no caso do cheirinho e do gosto do bolo da avó, do doce da mãe ou do churrasco do pai.:"

Tarefa

Nível 1

Omelete com espinafre

"Nesta tarefa vocês deverão enumerar a sequência correta das atividades a serem executadas para realização de uma omelete." [Apresente o *Slide* 10.1.] "Cada um tem a sua receita, esta é a receita do treino, então vocês deverão seguir um raciocínio lógico, pois pode ser um pouco diferente da receita que vocês conhecem."

Nível 2

"Enumere a sequência correta das atividades a serem executadas para realização de um macarrão à bolonhesa." [Apresente o *Slide* 10.2.]

Mediação pós-treino

Ao término da atividade, pergunte quais as dificuldades para a realização da tarefa, como percebem o funcionamento atual da sua memória operacional e quais estratégias compensatórias podem utilizar para melhorar seu desempenho no cotidiano.

"Vejam que quando vocês separam os recipientes e os ingredientes vocês estão fazendo categorias e organizando as informações de que precisarão em breve. Isso auxilia a sua memória a recordar esses elementos no momento em que precisarem. Se estiverem todos misturados e bagunçados sobre a mesa, vocês terão dificuldade em encontrá-los e até mesmo lembrar se já os usaram ou não."

"O mesmo vale para outras atividades do nosso dia a dia, como quando lemos e não nos lembramos do que acabamos de ler. Quando as informações estão desorganizadas, temos dificuldade para armazená-las em nossa memória. Por isso, atenção, organização e planejamento são fundamentais."

Após o término da mediação pós-treino, entregue a folha de tarefa de casa (*Slide* 10.3) e explique a instrução nela contida.

Fim das dez primeiras semanas de treino

Após as 10 semanas de treino, sugerimos uma pausa para que as sessões seguintes funcionem como um reforço do treinamento (para mais detalhes, ver "Introdução" no início deste livro).

As tarefas a seguir têm a mesma estrutura dos treinos anteriores. Basta ao moderador seguir as instruções da mesma maneira como havia feito.

Se o moderador optar por encerrar o programa com as dez sessões que já realizou, pode ir para o texto "Fim, e agora?"(*Slide* 10.6).

TREINO 11 – RECONHECIMENTO DE CENAS

Objetivo: estimular a memória de curto prazo visual e o reconhecimento visual.
Material: fotos das cenas, folha de registro das respostas e cronômetro.

Preparação para o treino

"As fotografias são partes de nossa história que ficam registradas em imagens. Ao olharmos para fotos antigas, automaticamente nos remetemos a lembranças e passagens daquele momento. Essas lembranças são garantidas pela memória, principalmente a memória afetiva – aquela que fica reforçada não apenas pelos estímulos sensoriais, mas também pelos sentimentos e emoções provocados. Hoje vamos estimular a memória visual. Vocês vão olhar algumas fotos de cenas do cotidiano de um casal e depois responder a algumas perguntas sobre o que viram."

Instruções para as Fotos das Cenas 1, 2 e 3
(*Slides* 11.1 a 11.6)
Mostre a foto. "Agora vou mostrar a cena de um casal. Vocês vão olhar atentamente e tentar memorizar todos os detalhes. Vocês terão 3* minutos para memorizar. A seguir, tentem responder às perguntas que lhes farei."
Faça as perguntas de cada cena logo após os minutos de apresentação.

---

* Ao moderador: sugerimos que o tempo para memorizar cada cena varie entre 3 e 5 minutos, dependendo do grau de facilidade dos participantes. O mais importante é que eles consigam realizar a tarefa com um certo grau de esforço, porém sem que seja nem fácil, nem difícil demais

Mediação pós-treino

Após o término da atividade para cada cena, o moderador discute a produção dos participantes. Algumas perguntas possíveis:

"Vocês utilizaram alguma estratégia para memorizar as cenas? Se sim, qual foi a estratégia utilizada para o processo de memorização?"

"Vocês usaram estratégias diferentes para cada cena?"

"Em qual das cenas vocês sentiram mais dificuldade? Se sim, qual e por quê?"

"O fato de os personagens das cenas serem os mesmos facilitou ou dificultou a memorização?"

"Vocês realizam alguma dessas atividades mostradas nas cenas? Se sim, vocês acham que isso ajudou na memorização?"

Tarefa de casa

"Encontrem uma foto sua em que vocês estavam vivendo um momento que lhes traga lembranças positivas. Na próxima semana, vocês irão contar o motivo da escolha da foto, onde e com quem estavam, e outros detalhes que considerarem importantes."

Gabarito

Ver *Slide* 11.7.

TREINO 12 – ESCRITA EM CÓDIGO

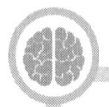

Objetivo: estimular a flexibilidade mental, a atenção e a memória.
Material: folha de respostas e cronômetro.

Antes de iniciar o treino de hoje, retome a tarefa de casa. Use entre 10 e 15 minutos para que os participantes:

- Retomem qual era a tarefa de casa.
- Apresentem a tarefa.
- Discutam sobre como foi a execução da tarefa, o que acharam do resultado e o que poderiam fazer para melhorar, se necessário.

Preparação para o treino

"A atividade que faremos agora exige a capacidade de flexibilidade mental. Mas, antes de definir flexibilidade, quero que vocês pensem nas pessoas teimosas que vocês conhecem. Como elas são? Elas fazem as coisas sempre do mesmo jeito? Recusam-se a mudar de opinião, mesmo quando está evidente que estão erradas? Quais outras características vocês percebem?" [Aguardar resposta.]

"Flexibilidade vem da palavra 'flexível', que remete a algo que é maleável, que é fácil de manejar. Ao contrário de uma pessoa teimosa, a pessoa que tem boa capacidade de flexibilidade mental pode perceber que a maneira como ela está respondendo a uma determinada situação não é a melhor, e tem facilidade para mudar, para fazer diferente. É capaz de se adaptar com facilidade a diferentes ambientes ou situações."

"Como é a sua capacidade de flexibilidade mental?" [Aguardar resposta.]

"Vocês podem tentar desenvolver, melhorar a sua flexibilidade mental de diversas formas no seu cotidiano, como utilizar a sua mão nao dominante para escovar os dentes, para pentear o cabelo ou escrever."

Instrução para treino individual

"Você já escreveu em código alguma vez? Talvez na adolescência, para manter algo em segredo?" [Aguardar resposta.] "Escrever em código também é uma ótima maneira de estimular a flexibilidade mental, por ser diferente da forma que estamos acostumados a escrever. Sempre que aprendemos a fazer algo novo, estamos estimulando nosso cérebro." [Entregue a folha de resposta Parte 1 – *Slide* 12.2.]

"Esta tarefa será dividida em duas etapas. Primeiro, escreva o seu nome, o meu nome (do mediador) e de duas pessoas que você conhece em português usando letra de forma, como o exemplo."

Entregue a folha do Alfabeto em Código – *Slide* 12.1. "Em seguida, utilize a folha do Alfabeto em Código e reescreva os nomes citados em forma de código, como o exemplo. Para a escrita em código, ignore acentuação e sinais auxiliares do português, como cê-cedilha e til. Treine a sua memória e evite olhar o código."

Após a conclusão da parte 1 do treino, entregue a folha de resposta Parte 2 Individual – *Slide* 12.3. "Na segunda etapa do treino, você deverá decifrar os códigos solicitados, o mais rápido que puder. Vou marcar o tempo que você utilizará para decifrar cada uma das palavras. Você poderá olhar a folha do Alfabeto em Código sempre que necessário." [Cronometrar o tempo por palavra.]

Instrução para treino em grupo

"Vocês já escreveram em código alguma vez? Talvez na adolescência, para manter algo em segredo?" [Estimular a participação.]

"Escrever em código também é uma ótima maneira de estimular a flexibilidade mental, por ser diferente da forma que estamos acostumados a escrever. Sempre que aprendemos a fazer algo novo, estamos estimulando o nosso cérebro."

Forme grupo de três pessoas e entregue uma folha de resposta Parte 1 (*Slide* 12.2) para cada participante. Os grupos devem ser diferentes do utilizado para fazer o primeiro treino de memorizar nomes, para incentivar a interação com outros participantes e também como uma possibilidade de memorizar novos nomes.

"Esta tarefa será dividida em duas etapas. Primeiro, escrevam o seu nome, o meu nome (do mediador) e das outras duas pessoas do seu grupo em português usando letra de forma, como o exemplo." Mostre o *Slide* 12.2.

Entregue a folha do Alfabeto em Código (*Slide* 12.1). "Em seguida, reescrevam os nomes citados em forma de código, como o exemplo. Para a escrita em código, ignore acentuação e sinais auxiliares do português, como cê-cedilha e til. Treine a sua memória e evite olhar o código."

"Na segunda parte do treino, cada grupo deverá pensar em um nome para o seu grupo [*Slide* 12.4]. Sejam criativos, vale uma palavra que defina vocês, um termo que tenha a ver com nossas atividades, o nome de um sentimento. A única regra é que deve ser uma palavra que existe na língua portuguesa. Agora, escrevam o nome do grupo em código, bem grande, utilizando quase todo o espaço da folha."

"Vamos fazer uma competição, o desafio será decifrar o nome do grupo mais rápido que os outros. O grupo que conseguir decifrar mais nomes será o vencedor. Vocês poderão olhar a folha do Alfabeto em Código sempre que necessário."

"Vamos começar. Quem gostaria de ser o primeiro?"

O primeiro grupo deve segurar a folha com o nome do grupo em código, de maneira que todos os grupos possam ver com clareza.

"Decifrem o mais rápido que puderem o nome do grupo." [Repita a instrução até que todos os grupos tenham participado. O grupo que conseguir decifrar o nome de mais grupos primeiro será o vencedor.]

Mediação pós-treino

Breve discussão antes do próximo treino do dia. Converse sobre a produção dos participantes, incentive que cada um comente as dificuldades e facilidades encontradas para a execução do treino.

"Como foi para vocês fazer essa atividade? Foi divertido? Cansativo?"

"O que foi mais difícil?"

"O que foi mais fácil?"

"Se vocês gostaram do treino da escrita em código, continuem treinando e estimulando o seu cérebro, escrevam em código nos momentos vagos. Vocês ainda podem tentar memorizar os códigos; aos poucos, tentem ler e escrever sem usar a "cola". O mais importante é se divertir."

Tarefa de casa (individual e grupo)

Entregar a folha de tarefa de casa (*Slide* 12.5). "A tarefa do treino de escrita em código está relacionada com a tarefa de memorizar nomes. Escreva os dois novos nomes que vocês memorizaram durante a semana em forma de código."

Gabarito

Ver *Slide* 12.6.

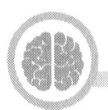

TREINO 13 – LISTA DE FLORES

Objetivo: estimular a memória de curto prazo visual e o reconhecimento visual.

Material: listas de apresentação das flores, lista de operações matemáticas, folha de registro das respostas e cronômetro.

Antes de iniciar o treino de hoje, retome a tarefa de casa. Use de 10 a 15 minutos para que os participantes:

- Retomem qual era a tarefa de casa.
- Apresentem a tarefa.
- Discutam sobre como foi a execução da tarefa, o que acharam do resultado e o que poderiam fazer para melhorar, se necessário.

Preparação para o treino

"Vocês gostam de flores? Sabem reconhecer as flores somente olhando fotos delas?"

Aguarde as respostas.

"Muitos fatores são importantes para que nossa memória funcione de forma adequada. Vocês sabiam que fazer exercícios físicos, dormir bem e beber muito água ajudam a preservar sua memória? O treino como este que iremos fazer a seguir também vai auxiliar vocês a melhorar seu desempenho nessa função cognitiva."

"É por meio da visão que recebemos as informações do ambiente, sendo um dos sentidos mais importantes na nossa vida. A memória de curto prazo visual nos permite reter uma informação visual por um curto período. Fazemos isso quando dirigimos, por exemplo. Ao dirigir, vejo uma placa que me permite uma velocidade de somente 50 km/h; essa informação fica retida e eu a mantenho, assim não levo uma multa."

Nível I

Lista I

"Agora vamos fazer uma tarefa que, entre outras funções, exige a capacidade de memória visual de curto prazo. Vocês vão ver uma série de fotos de flores e seus respectivos nomes. Observem com atenção as flores e os nomes. Vocês terão 40 segundos para decorar a lista de flores. Vamos tentar?"

Entregue o Treino das flores – lista 1 (*Slide* 13.1) e permita que o participante olhe a lista por 40 segundos.]

A instrução a seguir servirá para todas as etapas seguintes: Treino das flores nível 1 – lista 2 (*Slide* 13.4), lista 3 (*Slide* 13.7) e lista 4 (*Slide* 13.10).

Instrução para o Treino das flores nível I (listas I, 2, 3 e 4)

Ao entregar a lista de flores (se estiver na lista 1, entregue a 1; se estiver na lista 2, entregue a 2; e assim por diante), diga ao participante:

"Agora tentem gravar essa lista na memória. Não se preocupem se não conseguirem guardar todos os itens, o importante é vocês tentarem fazer o melhor possível."

Destaque e entregue a folha de operações matemáticas no nível 1 (se estiver na lista 1, entregue o *Slide* 13.2; se estiver na lista 2, *Slide* 13.5; se estiver na lista 3, *Slide* 13.8; se estiver na lista 4, *Slide* 13.11).

"A seguir, façam essas operações matemáticas durante 2 minutos. Se não conseguirem realizar alguma delas, não há problema. Apenas aguardem." [Conte no relógio 2 minutos.]

Após a resolução das operações matemáticas, novamente, não estimule o diálogo. Caso necessário, tranquilize a pessoa de que não é tão importante se acertou ou errou as operações e explique que no final vocês conversarão mais sobre o treino.

Mostre a lista de reconhecimento. Se estiver na lista 1, *Slide* 13.3; na lista 2, *Slide* 13.6; na lista 3, *Slide* 13.9; ou na lista 4, *Slide* 13.12 respectivamente.

"Agora, vamos fazer a segunda parte do treino. Olhem atentamente essa lista de flores e tentem reconhecer quais flores vocês viram anteriormente."

Entregue a folha de registro nível 1. Se estiver na lista 1 entregue o *Slide* 13.2; na lista 2 o *Slide* 13.5; na lista 3 o *Slide* 13.8 e na lista 4 o *Slide* 13.11, respectivamente.

"Agora, registrem na folha de resposta os nomes das flores da lista que você acabou de memorizar."

Lista 2

"Agora, vamos fazer a mesma coisa que vocês fizeram anteriormente, com a lista de flores número 2. Vocês vão ver uma série de fotos de flores e seus respectivos nomes. Observe com atenção as flores e os nomes. Vocês terão 40 segundos para decorar a lista de flores número 2. Vamos tentar?"

Entregue a lista de flores 2, nível 1, e permita que o participante olhe a lista por 40 segundos.

Volte para a "Instrução para o Treino das Flores nível 1 (listas 1, 2, 3 e 4)".

Lista 3

"Agora, vamos tentar memorizar a lista de flores número 3. Observem com atenção as flores e os nomes. Vocês terão 40 segundos para decorar a lista de flores número 3. Vamos tentar?"

Entregue a lista de flores 3, nível 1, e permita que o participante olhe a lista por 40 segundos.

Volte para a "Instrução para o Treino das Flores nível 1 (listas 1, 2, 3 e 4)".

Lista 4

"Agora, vamos tentar memorizar a lista de flores número 4. Observem com atenção as flores e os nomes. Vocês terão 40 segundos para decorar a lista de flores número 4. Vamos tentar?"

Entregue a lista de flores 4, nível 1, e permita que o participante olhe a lista por 40 segundos.

Volte para a "Instrução para o Treino das Flores nível 1 (listas 1, 2, 3 e 4)".

Mediação pós-treino nível I

Converse sobre a produção dos participantes. Algumas perguntas possíveis:

"Vocês reconheceram todas as flores que estavam nas listas?"

"Alguma dessas flores vocês não conheciam?"

"Vocês têm flores ou plantas em casa?"

"Qual foi a estratégia utilizada para o processo de memorização?"

"A intenção das operações matemáticas era fazer com que vocês se "desligassem" um pouco da lista e por isso não é tão importante se acertaram ou não, o importante era vocês fazerem o melhor possível para não errar."

Não mostre os resultados, aguarde o final da aplicação da tarefa do nível 2.

"Vamos ver os acertos somente no final da segunda parte. No final conversaremos sobre o seu desempenho."

Nível 2

Lista 1

"Agora que vocês já fizeram o exercício e conversamos sobre ele, vamos tentar deixá-lo um pouco mais difícil e fazer o nível 2."

"Este treino é muito semelhante ao que vocês acabaram de fazer, só um pouco mais difícil. Vamos começar?"

"Vocês vão ver uma série de fotos de flores e seus respectivos nomes. Vocês terão 60 segundos para decorar a primeira lista."

Entregue o Treino das flores 1, nível 2, e permita que o participante olhe a lista por 60 segundos.

A instrução a seguir servirá para todas as etapas seguintes: Treino das flores nível 2 – listas 2 (*Slide* 13.16), 3 (*Slide* 13.19) e 4 (*Slide* 13.22).

Instrução para o Treino das flores nível 2 (listas 1, 2, 3 e 4)

Ao entregar a lista de flores (se estiver na lista 1, entregue a 1; se estiver na lista 2, entregue a 2; e assim por diante), diga ao participante:

"Agora tentem gravar essa lista na memória. Não se preocupem se não conseguirem guardar todos os itens, o importante é vocês tentarem fazer o melhor possível."

Destaque e entregue a folha de operações matemáticas do nível 2 (se estiver na lista 1, entregue o *Slide* 13.14; se estiver na lista 2, *Slide* 13.17; se estiver na lista 3, *Slide* 13.20; se estiver na lista 4, *Slide* 13.23).

"A seguir, façam essas operações matemáticas durante 2 minutos. Se não conseguirem realizar alguma delas, não há problema. Apenas aguardem." [Conte no relógio 2 minutos.]

Após a resolução das operações matemáticas, novamente, não estimule o diálogo. Caso necessário, tranquilize a pessoa de que não é tão importante se acertou ou errou as operações e explique que no final vocês conversarão mais sobre o treino.

Mostre a lista de reconhecimento. Se estiver na lista 1, *Slide* 13.15; na lista 2, *Slide* 13.18; na lista 3, *Slide* 13.21; ou na lista 4, *Slide* 13.24 respectivamente.

"Agora, vamos fazer a segunda parte do treino, olhe atentamente essa lista de flores e tente reconhecer quais flores vocês viram anteriormente."

Entregue a folha de registro nível 2. Se estiver na lista 1 entregue o *Slide* 13.14; na lista 2 o *Slide* 13.17; na lista 3 o *Slide* 13.20 e na lista 4 o *Slide* 13.23.

"Agora, registrem na folha de resposta os nomes das flores da lista que você acabou de memorizar."

Lista 2

"Agora, vamos fazer a mesma coisa que vocês fizeram anteriormente, com a lista de flores número 2. Vocês vão ver uma série de fotos de flores e seus respectivos nomes. Observem com atenção as flores e os nomes. Vocês terão 60 segundos para decorar a lista de flores número 2. Vamos tentar?"

Entregue a lista de flores 2, nível 2, e permita que o participante olhe a lista por 60 segundos.

Volte para a "Instrução para o Treino das Flores nível 2 (listas 1, 2, 3 e 4)".

Lista 3

"Agora, vamos tentar memorizar a lista de flores número 3. Observem com atenção as flores e os nomes. Vocês terão 60 segundos para decorar a lista de flores número 3. Vamos tentar?"

Entregue a lista de flores 3, nível 2, e permita que o participante olhe a lista por 60 segundos.

Volte para a "Instrução para o Treino das Flores nível 2 (listas 1, 2, 3 e 4)".

Lista 4

"Agora, vamos tentar memorizar a lista de flores número 4. Observem com atenção as flores e os nomes. Vocês terão 60 segundos para decorar a lista de flores número 4. Vamos tentar?"

Entregue a lista de flores 4, nível 2, e permita que o participante olhe a lista por 60 segundos.

Volte para a "Instrução para o Treino das Flores nível 2 (listas 1, 2, 3 e 4)".

Mediação pós-treino nível 2

Converse sobre a produção dos participantes. Algumas perguntas possíveis:

"Qual foi a estratégia utilizada para o processo de memorização?"

"Encontraram mais dificuldades no nível 2?"

"Vocês perceberam diferenças nas estratégias utilizadas no nível 1 e no nível 2?"

"Se sim, qual a modificação que vocês fizeram?"

"Vamos ver quantos acertos vocês tiveram e se houve diferença nos níveis?"

Tarefa de casa

"Repitam a tarefa realizada durante a consulta, utilizando as pranchas com flores. Tentem observar se foi mais fácil realizar a tarefa pela segunda vez. Caso isso tenha acontecido, é sinal de que ocorreu um processo de aprendizagem. Quanto mais treinamos, mais memorizamos as informações." (*Slide* 13.25.)

Gabarito

Ver *Slide* 13.26.

TREINO 14 – MEMÓRIA MUSICAL

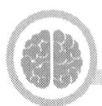

Objetivo: estimular a memória biográfica e a memória afetiva.
Material: folha de respostas (*Slides* 14.1 a 14.4).

Antes de iniciar o treino de hoje, retome a tarefa de casa. Use entre 10 e 15 minutos para que os participantes:

- Retomem qual era a tarefa de casa.
- Apresentem a tarefa.
- Discutam sobre como foi a execução da tarefa, o que acharam do resultado e o que poderiam fazer para melhorar, se necessário.

Preparação para o treino

"Vocês gostam de música? Sim ou não?"

É raro encontrarmos alguém que não goste de nenhum estilo musical, ou ao menos de uma canção. Quando o participante diz que não gosta, vá mais fundo e indague se isso é realmente verdade, ou se ele não está conseguindo lembrar agora alguma música que aprecie.

"Vocês têm um artista preferido? Qual? E estilos musicais?"

"Há alguma música que marcou uma época de sua vida?"

"Vocês costumam prestar atenção na letra das músicas?"

"Existe um aspecto da memória chamado memória afetiva, que diz respeito a todas as lembranças que ficam marcadas por causa do sentimento ou do afeto que despertam. Sabem aquele cheirinho de bolo recém-assado que faz vocês se lembrarem da casa da mãe ou da avó na infância? É essa memória. A música é um dos estímulos que mais evocam memória afetiva."

"Neste treino, vocês deverão se lembrar de músicas que contenham uma palavra, ou um conjunto de palavras. Para cada palavra, vocês deverão se lembrar de uma ou mais músicas, de acordo com cada enunciado. Não precisa ser o nome da música: vale escrever o nome da música ou qualquer trecho que contenha a palavra pedida. Não há respostas erradas, desde que a música lembrada realmente exista. Valem canções, hinos, cantigas, tudo que seja cantado."

"Por exemplo: tentem se lembrar de uma música cuja letra contenha a palavra olhos."

Aguarde. Caso ninguém consiga responder corretamente após alguns minutos, dar um exemplo. "Lembra-se dessa música? "Meu coração, não sei por quê/ bate feliz quando te vê/ E os meus olhos ficam sorrindo/ E pelas ruas vão te seguindo...". É a canção "Carinhoso", de Pixinguinha e João de Barro, composta entre 1916 e 1917.

"Vocês têm alguma dúvida? Preencham o mais rápido que puderem e não falem suas respostas. Veremos todas no final da atividade." [Quando em grupo, pode-se fazer uma competição: quem fizer o maior número de músicas, ou as músicas mais originais, ganha.]

"Vocês terão 1 minuto para cada palavra. Estão prontos?"

Este treino tem níveis 1 e 2. Realize o nível 2 caso o participante ou o grupo consigam realizar o nível 1 sem grandes dificuldades, e se sobrar tempo.

Dica para o moderador: em caso de dúvida sobre a música que o participante escolheu, cheque em um site de buscas se a letra confere.

Mediação pós-treino

Após o término da atividade, o moderador discute a produção dos participantes, incentivando que cada um cante, ou fale, um trecho da música escolhida. Pergunte quais foram as mais fáceis e quais foram as mais difíceis. Pergunte se alguma música evocou a memória afetiva e incentive o indivíduo a contar um pouco sobre o que foi lembrado:

"Que lembrança a música evocou?"

"Em que época de sua vida vocês ouviam essa música? Costumam ouvi-la atualmente?"

"Em que contexto vocês ouviam essa música: em casa, no trabalho, na rua?"

"Alguém ouvia essa música com vocês? Quem?"

Tarefa de casa

Ver *Slide* 14.5.

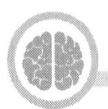

TREINO 15 – TREINO DOS PALITOS

Objetivo: estimular o planejamento e a praxia construtiva.
Material: *Slides* do Treino 15.

Antes de iniciar o treino de hoje, retome a tarefa de casa. Use entre 10 e 15 minutos para que os participantes:

- Retomem qual era a tarefa de casa.
- Apresentem a tarefa.
- Discutam sobre como foi a execução da tarefa, o que acharam do resultado e o que poderiam fazer para melhorar, se necessário.

Preparação para o treino

"Vocês têm interesse por atividades de quebra-cabeça, pintura, desenho, escultura? Ou então, jardinagem, trabalhos em madeira ou até mesmo cozinhar e decorar o prato ou fazer um bolo? Vocês praticam alguma dessas tarefas? De qual vocês mais gostam? Por quê? Há quanto tempo a realizam?" [Caso o participante não goste e não demonstre interesse em nenhuma das atividades citadas, pergunte-lhe se realiza tarefas como organizar a casa ou o quarto.]

"Para a realização dessas atividades, são necessários orientação espacial, organização do pensamento e planejamento da ação motora a ser executada. A isso chamamos praxia construtiva, que é a capacidade de planejar a melhor forma de usar um ou mais objetos e executar uma série de movimentos para concluir uma ação."

"Do mesmo modo, quando fazemos um bolo, por exemplo, juntamos os ingredientes organizadamente, seguindo uma sequência lógica a fim de que formem um todo coerente. Além disso, se formos decorá-lo, precisamos transpor a imagem gráfica (bidimensional) do livro de receitas para o espaço real [tridimensional]." [Mostre o *Slide* 15.1 com as figuras dos bolos.] "Nesse caso, conforme os modelos de decoração dos bolos, se formos escolher um deles, devemos observar as cores das coberturas, a posição dos palitos de chocolate como nos bolos 1 e 6, das cerejas nos bolos 2, 4 e 6, e dos morangos nos bolos 1, 3, 4 e 5."

Tarefa

Imprima os *Slides* 15.2 e 15.3 em papel cartão e recorte os palitos coloridos. Mostre o *slide* correspondente ao nível. "Neste treino, vocês deverão se planejar e organizar seu pensamento antes de executar a ação de movimentar os palitos. Vocês deverão reproduzir as imagens, respeitando as cores e as posições dos palitos, devendo colocá-los um por vez sobre a mesa, na posição que julgarem adequada. Importante: vocês não poderão mais movimentá-los após posicioná-los. Portanto, pensem bem antes de mexê-los. Observem que há uma ordem sequencial para a disposição dos palitos."

Dica para o moderador: apenas avance na sequência das figuras após o treinando conseguir executar a montagem sozinho e sem erro. Você também poderá demonstrar e logo após pedir para ele repetir.

Mediação pós-treino

Após a conclusão da atividade, o moderador discute a produção e o desempenho dos participantes. Deve-se incentivar a percepção visual das cores e da posição dos palitos, assim como o planejamento antes da ação. Pergunte quais foram as dificuldades encontradas, e como cada um conseguiu utilizar a capacidade de planejamento.

"Vocês começaram se atentando aos palitos de baixo para depois prestar atenção aos de cima? As cores dos palitos ajudaram para planejar a execução? Como vocês acham que seria se todos os palitos fossem da mesma cor: seria mais fácil ou mais difícil?" [Não há uma resposta certa para essas perguntas, apenas estratégias diferentes que podem ser mais eficazes ou menos eficazes.]

Questione também em que tarefas do dia a dia costumam utilizar as habilidades necessárias para a execução da atividade realizada. Se a tarefa for desenvolvida em grupo, permita um tempo para a troca de experiências entre os participantes enfatizando as estratégias que utilizaram para realizar a atividade.

Após o término da mediação pós-treino, entregue a folha de tarefa de casa (*Slide* 15.14) e explique a instrução nela contida.

TREINO 16 (SOMENTE PARA GRUPO) – TREINO PARA MEMORIZAR NOMES (PARTE 2)

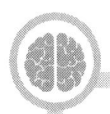

Objetivo: treinar estratégias para memorizar nomes.
Material: folha de respostas com o modelo.

Antes de iniciar o treino de hoje, retome a tarefa de casa. Use entre 10 e 15 minutos para que os participantes:

- Retomem qual era a tarefa de casa.
- Apresentem a tarefa.
- Discutam sobre como foi a execução da tarefa, o que acharam do resultado e o que poderiam fazer para melhorar, se necessário.

Tarefa

Opção 1

Utilizar a folha de resposta número 1 (*Slide* 16.1).

Para esta atividade serão necessárias as fotos de todos os participantes do grupo, as mesmas fotos que você solicitou como tarefa de casa no Treino 3. Cole a imagem do seu rosto e de cada participante do grupo nos lugares determinados na folha de resposta número 1. Se o seu grupo tem mais de 8 participantes, será necessário fazer cópias da folha de resposta número 1. Faça cópias coloridas das folhas de resposta, já com a imagem dos participantes; cada participante deverá receber a(s) folha(s) com a imagem de todos os colegas de grupo.

"Lembram da atividade de memorizar nomes? Qual era a nossa meta?" [Aguardar resposta.] "A meta era memorizar o nome de todos os colegas do grupo."

"Hoje faremos a segunda parte da atividade. Vamos testar se vocês conseguiram memorizar o nome dos seus colegas de grupo." [Entregar folha de resposta número 1 (*Slide* 16.1) com a imagem dos participantes.] "Escrevam o nome dos seus colegas nos lugares determinados. Não se preocupem se vocês não conseguirem se lembrar de todos os nomes. Não comparem o seu desempenho com o do colega. O importante é continuar exercitando a sua memória. Esta atividade ficará como uma lembrança do grupo para vocês, para que se lembrem dos seus colegas e do trabalho que fizemos durante esses encontros."

Opção 2

Utilizar a folha de resposta número 2 (*Slide* 16.2) caso não tenha feito a atividade do Treino 3. Cada participante deverá receber a folha de resposta 2. Para grupos com mais de 11 participantes, será necessário entregar duas folhas de resposta.

Se não foi possível elaborar a folha de resposta com as fotos dos participantes, utilize a instrução a seguir. Atenção, a tarefa a seguir só deve ser realizada no caso da impossibilidade de montar a tarefa com a opção número 1. "Hoje faremos a segunda parte da atividade, vamos testar se vocês conseguiram memorizar o nome dos seus colegas de grupo." [Entregue a folha de resposta número 2 para cada participante.] "Colocarei a minha mão na cabeça de cada de um de vocês, um de cada vez e, em silêncio, vocês deverão escrever o nome do colega que estou indicando com a mão. Não pulem linhas, escrevam os nomes na ordem que indicarei." [Comece com o seu nome, coloque a mão na sua cabeça e peça para que escrevam o seu nome e o número 1 no local determinado.] "Não se preocupem se vocês não conseguirem se lembrar de todos os nomes. Não comparem o seu desempenho com o do colega. O importante é continuar exercitando a sua memória."

Mediação pós-treino

Breve discussão antes do próximo treino do dia. Converse sobre a produção dos participantes, incentive que cada um comente as dificuldades e facilidades encontradas para a execução do treino.

"O que foi mais difícil?"

"O que foi mais fácil nessa tarefa?"

"Conseguiram utilizar as estratégias para memorizar nomes no seu dia a dia?"

"Se sim, perceberam que ficou mais fácil gravar nomes?"

FIM, E AGORA?

Parabéns, vocês conseguiram, completaram a sequência de treinos que preparamos para vocês. Esperamos que vocês tenham gostado de exercitar o seu cérebro, porque esse não deve ser o fim do trabalho, mas o começo...

Não existe uma receita certa que garante saúde, mas existem maneiras de ajudar a "sorte". Estimular o cérebro deve fazer parte da sua vida agora, pois já sabemos que atividade mental e física ajuda a manter um estado de saúde geral e promove qualidade de vida.

A saúde do cérebro deve caminhar junto com a saúde do corpo. É importante manter uma dieta saudável e fazer atividades físicas, sociais e ocupacionais. Incluam na rotina do dia a dia atividades que lhes interessem e motivem: mantenham algum hobbie, vão ao cinema, ao teatro, dancem, façam ginástica, passeiem no parque, coloquem jogos na sua rotina (p. ex., sudoku, jogo da memória, dos 7 erros, dominó), leiam algo diferente do que vocês estão acostumados, ajudem seu neto com o dever de casa e assim por diante.

Lembrem-se de tudo que aprenderam com o manual e continuem exercitando a sua mente. No final do dia, tentem reviver mentalmente tudo que vocês fizeram durante o dia, isso lhes ajudará a consolidar na memória o que vocês vivenciaram.

Exercitem e tornem cada vez mais consciente a sua capacidade de prestar atenção, isso lhes ajudará a registrar, consolidar na memória. Procurem um local silencioso para ler, escrever e fazer atividades importantes, para evitar que estímulos, como barulho, atrapalhem a atenção e a concentração, prejudicando a capacidade de compreender e memorizar conteúdos.

Organizem-se, mantenham uma rotina de horário para fazer suas atividades diárias: acordar, se arrumar, comer, tomar os medicamentos e assim por diante. Determinem os dias em que vocês cuidarão do jardim e farão compras, por exemplo. Guardem seus objetos pessoais de uso cotidiano (p. ex., óculos, bolsa, carteira, chaves) sempre no mesmo local, para que possam ser encontrados facilmente. Assim, vocês economizarão energia para processar novas informações.

Durmam bem, dividam as atividades em etapas e evitem fazer várias coisas ao mesmo tempo. Façam novos amigos, conversem com o vizinho, brinquem com o seu neto, enfim, divirtam-se durante o trajeto da vida e boa sorte.

REFERÊNCIAS BIBLIOGRÁFICAS

1. World Health Organization. WHO Ageing and Health. Geneva: WHO; 2018.
2. Lezak MD, Howieson DB, Bigler ED, Tranel D. Neuropsychological assessment, 5th ed. New York: Oxford; 2012.
3. Mahncke HW, Connor BB, Appelman J, Ahsanuddin ON, Hardy JL, Wood RA, Merzenich MM. Memory enhancement in healthy older adults using a brain plasticity-based training program: a randomized, controlled study. Proceedings of the National Academy of Sciences. 2006;103(33):12523-8.
4. American Psychiatric Association (APA). Manual diagnóstico e estatístico de transtornos mentais, 5a edição. Porto Alegre: Artes Médicas; 2013.
5. Prince M, Wimo A, Guerchet M, Ali GM, Wu YT, Prina M, International AD. (2015). World Alzheimer Report 2015 - The Global impact of dementia: an analysis of prevalence, incidence, cost and trends.
6. Devenney KE, Sanders ML, Lawlor B, Rikkert MGO, Schneider S. The effects of an extensive exercise programme on the progression of Mild Cognitive Impairment (MCI): study protocol for a randomised controlled trial. BMC Geriatrics. 2017;17(1):75.
7. Karssemeijer EGA, Aaronson JA, Bossers WJ, Smits T, Rikkert MGMO, Kessels RP. C. Nov-2017 In: Ageing Research Reviews. 40, p. 75-83 9 p.
8. McDermott O, Charlesworth G, Hogervorst E, Hogervorst E, Stoner C, Moniz-Cook E, Spector A, Csipke E, Orrell M. Psychosocial interventions for people with dementia: a synthesis of systematic reviews. Aging Ment Health. 2018.
9. Newberg AB, Serruya M, Wintering N, Moss AS, Reibel D, Monti DA. Meditation and neurodegenerative diseases Ann N Y Acad Sci. 2014;1307:112-23.
10. World Health Organization. Guidelines on Integrated Care for Older People (ICOPE). World Health Organization. 2017.
11. NICE Guideline, Dementia Assessment, management and support for people living with dementia and their carers. No. 97 National Guideline Alliance (UK). London: National Institute for Health and Care Excellence (UK); 2018.
12. Santos, MT; Flores-Mendoza, CE. Treino vognitivo para idosos: tma revisão sistemática dos estudos nacionais. Psico-USF, Bragança Paulista, v. 22, n. 2, p. 337-349, mai./ago. 2017.
13. Golino MTS, Flores-Mendoza CE. Desenvolvimento de um programa de treino cognitivo para idosos. Rev Bras Geriatr Gerontol. 2016;19(5):769-85.
14. Schaie KW, Willis SL. The Seattle Longitudinal Study of cognitive development. Bull. 2010;57(1):24-9.
15. Willis SL, Tennstedt SL, Marsiske M, Ball K, Elias J, Koepke KM, Wright E. (2006). Long-term effects of cognitive training on everyday functional outcomes in older adults. JAMA. 2006;296(23):2805-14.

16. Rebok GW, Ball K, Guey LT, Jones RN, Kim HY, King JW, Willis SL. Ten-year effects of the advanced cognitive training for independent and vital elderly cognitive training trial on cognition and everyday functioning in older adults. Journal of the American Geriatrics Society. 2014;62(1):16-24.

17. Simon SS, Yokomizo JE, Bottino CM. Cognitive intervention in amnestic Mild Cognitive Impairment: a systematic review. Neuroscience & Biobehavioral Reviews. 2012;36(4):1163-78.

18. Goghari Vina M, Lawlor-Savage L. Comparison of cognitive change after working memory trainning and logic and planning training in healthy older adults. Front Aging Neurosci. 2017;9(39).

19. West LR. Everyday memory clinic workbook: exercise your brain to maximize your memory power. Everyday Memory Clinic, 2003.

20. Strauss, E; Sherman, EMS; Spreen, O. A Compendium of Neuropsychological Tests: Administration, Norms, and Commentary. 3. Ed. Oxford University, 2006.

21. Ball K, Berch DB, Helmers KF, Jobe JB, Leveck MD, Marsiske M, Unverzagt FW. Effects of cognitive training interventions with older adults: a randomized controlled trial. JAMA. 2002;288(18):2271-81.

22. Verhaeghen P, Marcoen A, Goosens L. Improving memory performance in the aged through mnemonic training: a meta-analytic study. Psychology and Aging, 1992;7(2):242-51.

ÍNDICE REMISSIVO

SLIDES

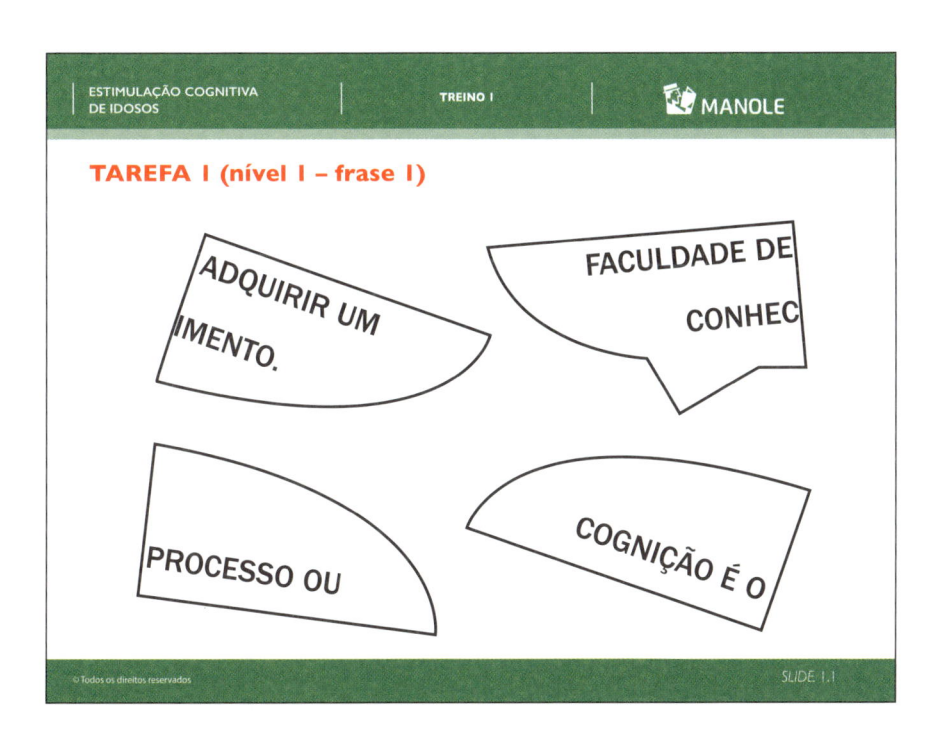

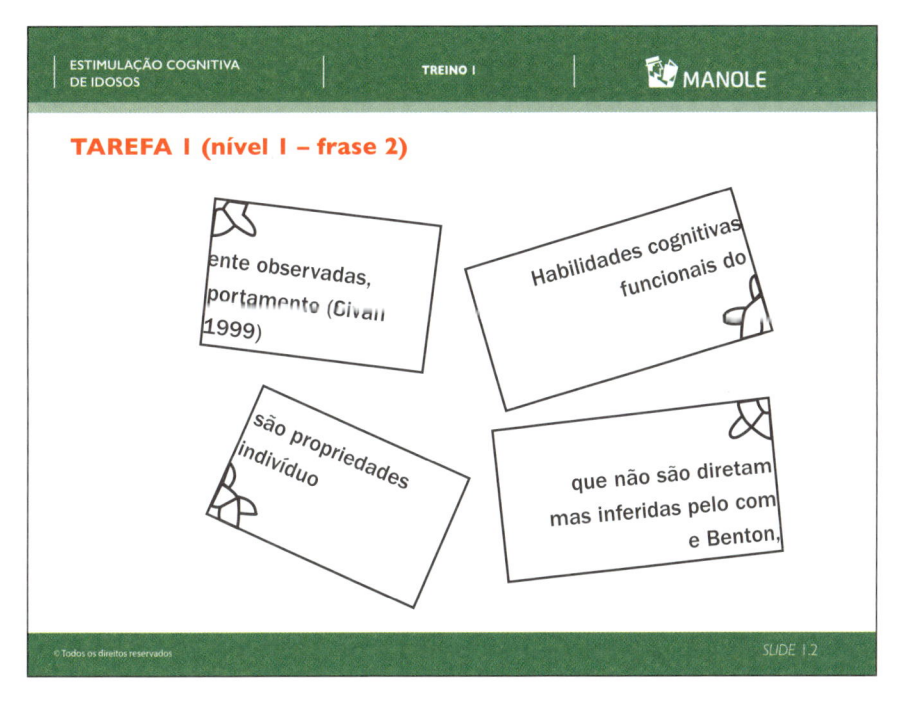

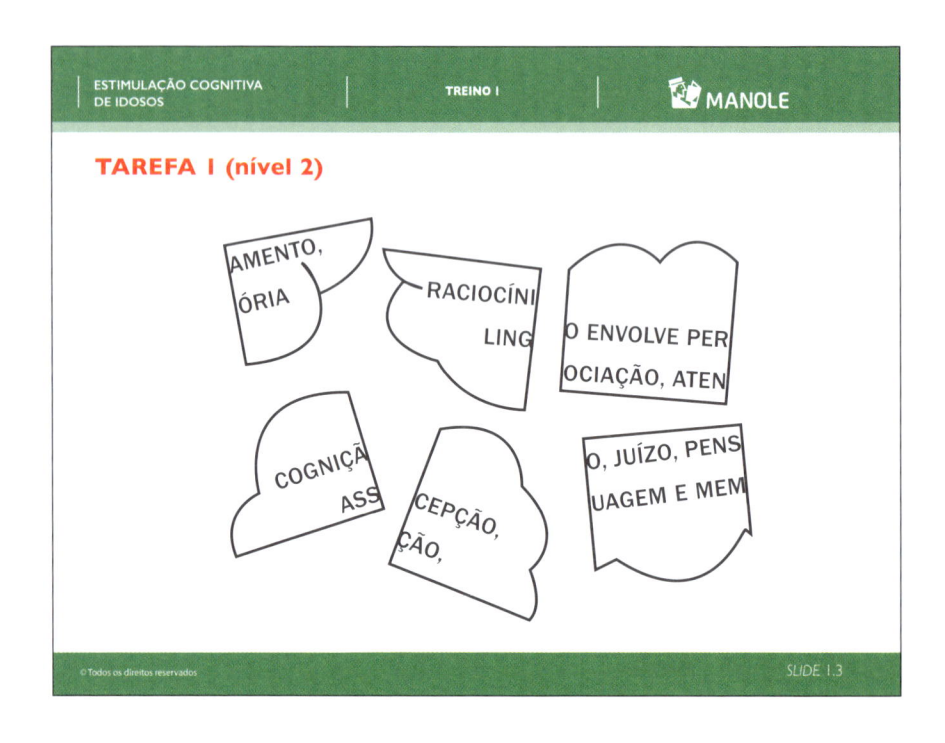

FOLHA DE RESPOSTAS – TAREFA 1 (nível 1)

Escreva aqui as definições que você descobriu:

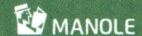

QUESTIONÁRIO

Agora, vamos saber um pouco mais sobre como você pensa a sua cognição, ou o seu perfil cognitivo. Responda às perguntas abaixo da maneira mais sincera possível, considerando como você se sente ou pensa nas últimas 10 semanas. Marque apenas uma alternativa por item.

1. Como você considera sua memória atualmente?
a) Minha memória está boa como sempre.
b) Minha memória nunca foi tão boa e permanece do mesmo jeito.
c) Minha memória está um pouco pior do que 10 anos atrás.
d) Minha memória está muito pior do que 10 anos atrás.

2. Como você considera sua atenção atualmente?
a) Minha atenção está boa como sempre.
b) Minha atenção nunca foi tão boa e permanece do mesmo jeito.
c) Minha atenção está um pouco pior do que 10 anos atrás.
d) Minha atenção está muito pior do que 10 anos atrás.

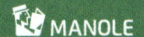

3. Como você considera seu raciocínio atualmente?
a) Meu raciocínio está bom como sempre.
b) Meu raciocínio nunca foi tão bom e permanece do mesmo jeito.
c) Meu raciocínio está um pouco pior do que 10 anos atrás.
d) Meu raciocínio está muito pior do que 10 anos atrás.

4. Como você considera sua capacidade de planejar objetivos atualmente?
a) Meu planejamento está bom como sempre.
b) Meu planejamento nunca foi tão bom e permanece do mesmo jeito.
c) Meu planejamento está um pouco pior do que 10 anos atrás.
d) Meu planejamento está muito pior do que 10 anos atrás.

5. Quanto você acredita que a sua cognição está atrapalhando seu dia a dia?
a) Minha cognição não me atrapalha em nada no dia a dia.
b) Minha cognição me atrapalha levemente no dia a dia.
c) Minha cognição me atrapalha consideravelmente no dia a dia.
d) Minha cognição me impede de fazer coisas no dia a dia.

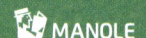

6. Você tem interagido menos com as pessoas porque sente dificuldade de acompanhar as conversas e assuntos?

a) Sim, reduzi drasticamente as minhas interações com as pessoas.

b) Sim, reduzi um pouco as minhas interações com as pessoas.

c) Reduzi minhas interações porque estou menos interessado(a) nelas.

d) Não, tenho mantido mais ou menos a mesma frequência de interação com as pessoas.

7. Você está preocupado(a) com a sua cognição?

a) Estou muito preocupado(a) com minha cognição.

b) Estou um pouco preocupado(a) com minha cognição.

c) Minha cognição não é um fator de preocupação para mim.

 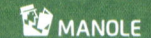

8. Como você lida com sua cognição, tanto no que se refere aos seus pontos fortes quanto aos pontos fracos?

a) Lido totalmente bem com minha cognição e sinto orgulho dela.

b) Gostaria que minha cognição estivesse melhor, porém identifico os pontos fortes e tento adaptar-me aos pontos fracos.

c) Fico bastante inseguro(a) com as dificuldades cognitivas e não consigo lidar com elas, por mais que tente.

d) Estou bastante inseguro(a) com minha cognição e me sinto desanimado(a) de tentar lidar com todas as dificuldades.

9. Quanto você se sente no controle de suas capacidades mentais nas últimas 10 semanas (p. ex., sua capacidade de raciocinar, lembrar-se, processar as informações com rapidez)?

a) Totalmente no controle.

b) Em boa medida no controle.

c) Com pouco controle.

d) Sem nenhum controle.

10. Que nota de 0 a 10 você daria para sua cognição nas últimas 10 semanas? _____

FOLHA DE RESPOSTA (tarefa de casa)

Tarefa para o dia ____/____/_____

Tente identificar algumas atividades de seu dia a dia que exigem mais as suas habilidades cognitivas. Para a próxima sessão, conte alguma habilidade que você considera um ponto forte e outra habilidade que seja um ponto fraco. Lembre que todos nós temos nossas habilidades e nossas dificuldades, portanto não se acanhe.

Se quiser escrever para não esquecer o que quer contar, utilize as linhas abaixo.

_____
_____
_____
_____
_____
_____
_____

Gabarito (Tarefa I – nível I – frase I)

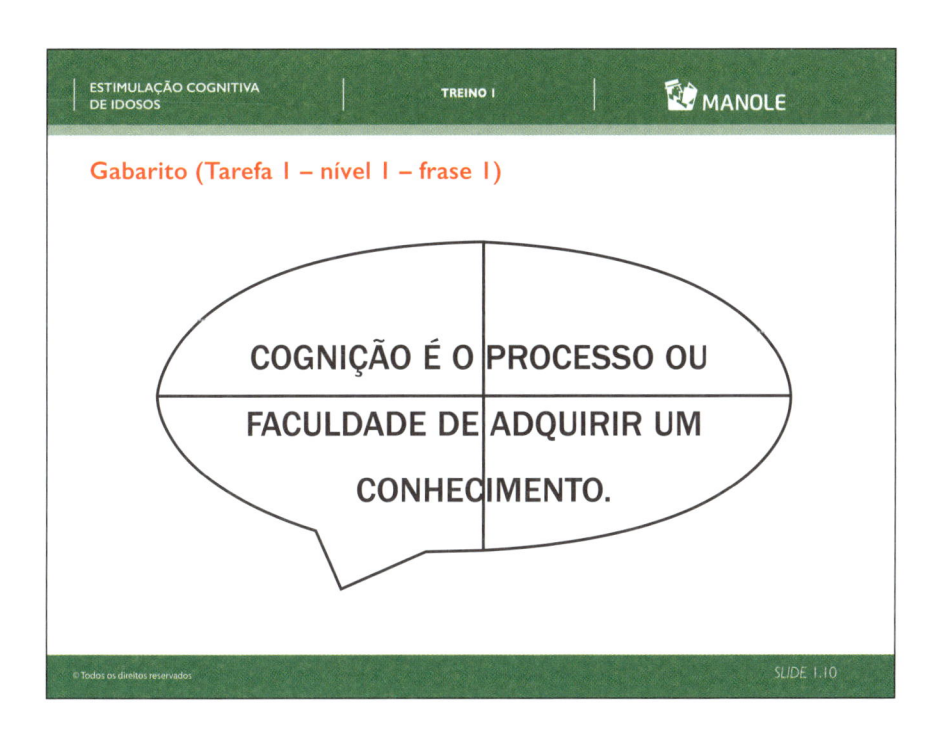

COGNIÇÃO É O PROCESSO OU FACULDADE DE ADQUIRIR UM CONHECIMENTO.

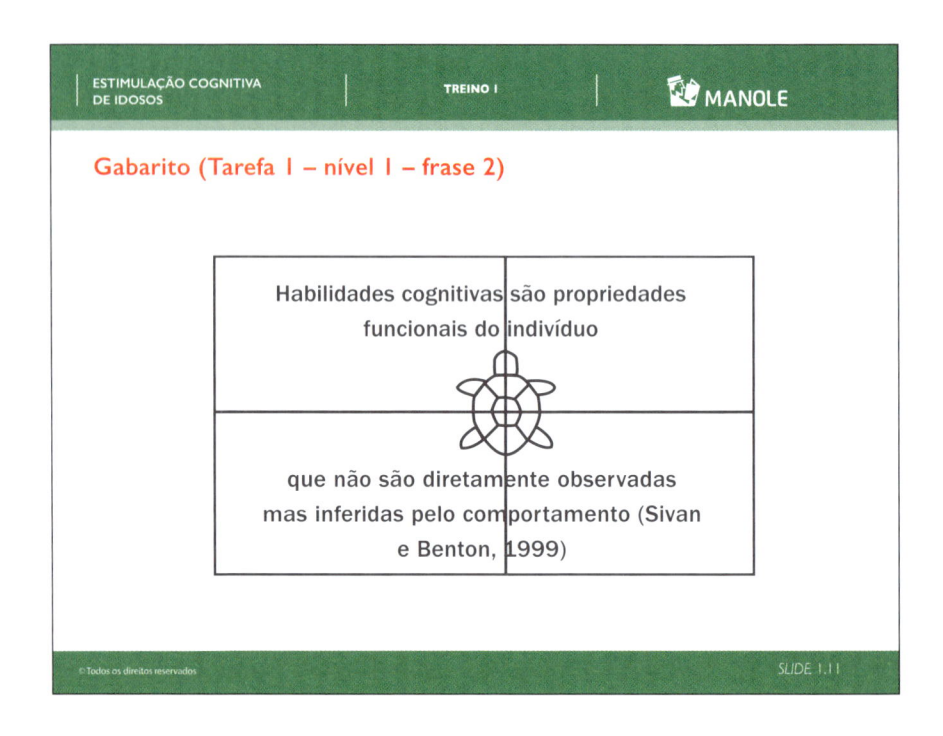

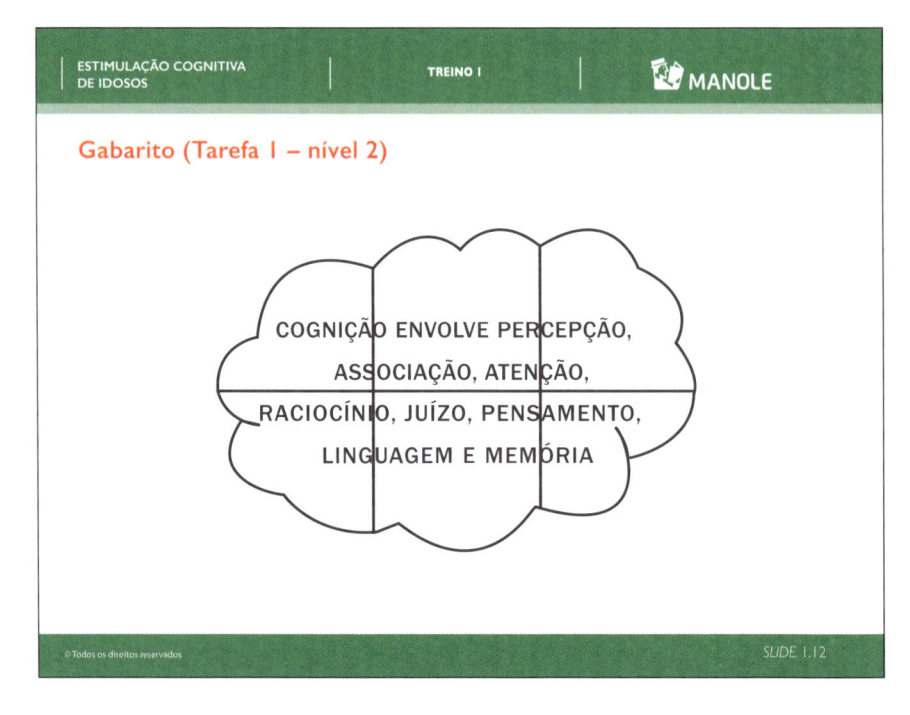

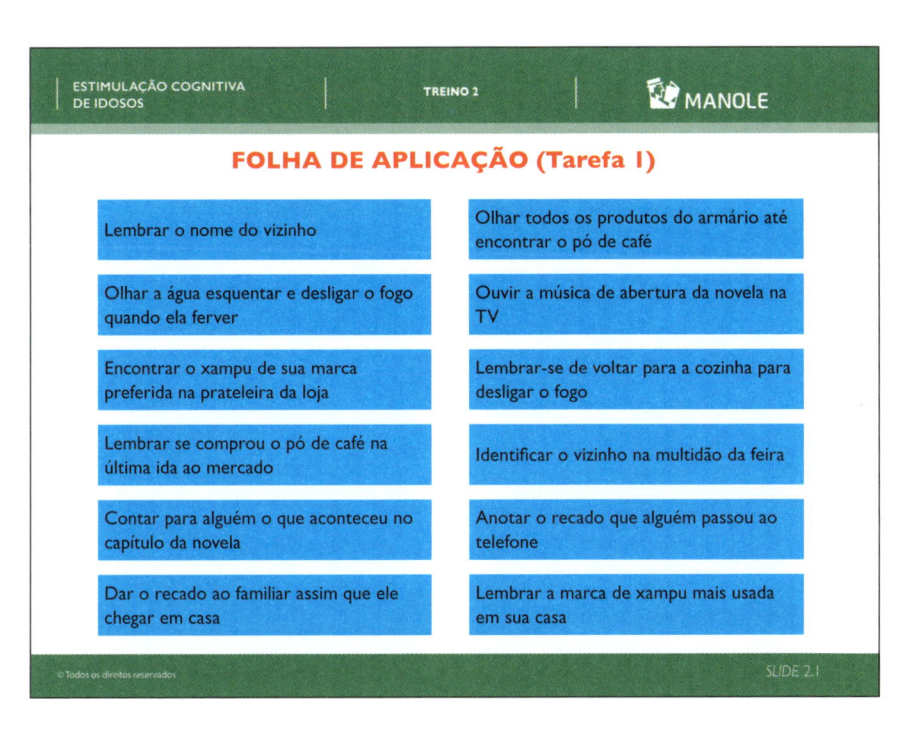

FOLHA DE APLICAÇÃO (Tarefa 1)

Lembrar o nome do vizinho	Olhar todos os produtos do armário até encontrar o pó de café
Olhar a água esquentar e desligar o fogo quando ela ferver	Ouvir a música de abertura da novela na TV
Encontrar o xampu de sua marca preferida na prateleira da loja	Lembrar-se de voltar para a cozinha para desligar o fogo
Lembrar se comprou o pó de café na última ida ao mercado	Identificar o vizinho na multidão da feira
Contar para alguém o que aconteceu no capítulo da novela	Anotar o recado que alguém passou ao telefone
Dar o recado ao familiar assim que ele chegar em casa	Lembrar a marca de xampu mais usada em sua casa

SLIDE 2.1

FOLHA DE RESPOSTAS (Tarefa 1)

Dica: use as palavras escritas dentro dos parênteses para se apoiar.

Atenção	Memória
(fogo)	(fogo)
(pó de café)	(pó de café)
(novela)	(novela)
(vizinho)	(vizinho)
(xampu)	(xampu)
(recado)	(recado)

SLIDE 2.2

FOLHA DE APLICAÇÃO (Tarefa 2)

1. São 15h30 e você precisa ir a dois lugares: ao mercado comprar ingredientes para o jantar e ao banco pagar uma conta. O banco fecha às 16h00 e o mercado fecha às 20h00. O mercado fica a 10 minutos de sua casa e o banco fica a 15 minutos. O que acontece se:

a) Você for ao mercado primeiro?

_____
_____
_____

b) Qual seria uma consequência ruim de você não conseguir pagar sua conta?

_____
_____
_____

Neste exemplo, o que está em jogo é a capacidade de planejamento, um dos elementos das funções executivas. Se você não parar e pensar antes de executar uma ação, programando passo a passo, você pode acabar realizando-a de maneira pouco eficiente e até (literalmente) pagando caro por isso.

SLIDE 2.3

2. Você está preparando um pão com ovo para jantar. Depois de ter esquentado o pão e cortado ao meio, está preparando o ovo na frigideira. Já com fome, sua atenção não está tão boa... Eis que você pega o pote de açúcar em vez do pote de sal e está quase jogando um punhado em cima do ovo a fritar...

O que acontece se você não evitar a tempo de jogar o açúcar no ovo?

_____
_____
_____

Nesta situação, o controle inibitório precisa ser acionado. Ele é um componente das funções executivas que consiste em inibir ou segurar uma resposta mais automática (que, no caso, seria jogar o punhado do tempero na comida).

SLIDE 2.4

3. Você separou sua melhor camisa para vestir no aniversário de uma pessoa muito querida. Porém, quando você a vestiu, percebeu que ela estava com um rasgo muito grande embaixo do braço e você precisaria de muito tempo para consertar. O que você faria?

_____
_____
_____
_____

Se você optou por trocar de roupa, mesmo que não pudesse escolher a camisa preferida, isso mostra que você usou sua flexibilidade mental. A flexibilidade mental também é um componente das funções executivas e nos ajuda a "ter um plano B" e achar uma maneira diferente de lidar com as situações.

FOLHA DE RESPOSTAS (tarefa de casa)

Tarefa para o dia __/__/__

Traga dois exemplos de uso da atenção e de uso da memória para discutir na próxima consulta. Se preferir, escreva-os abaixo para se lembrar de falar sobre eles semana que vem.

_____
_____
_____
_____
_____
_____
_____
_____

Gabarito (Tarefa 1)

Atenção	Memória
Olhar a água esquentar e desligar o fogo quando ela ferver	Lembrar-se de voltar para a cozinha para desligar o fogo
Olhar todos os produtos do armário até encontrar o pó de café	Lembrar se comprou o pó de café na última ida ao mercado
Ouvir a música de abertura da novela na TV para saber que ela começou	Contar para alguém o que aconteceu no capítulo da novela
Identificar o vizinho na multidão da feira	Lembrar o nome do vizinho
Encontrar o xampu de sua marca preferida na prateleira da loja	Lembrar a marca de xampu mais usada em sua casa
Anotar o recado que alguém passou ao telefone	Dar o recado ao familiar assim que ele chegar em casa

Gabarito (Tarefa 2)

(Guia de respostas. Elas não precisam ser exatamente como os modelos abaixo)

1a. Você perderá a hora para chegar ao banco em tempo, pois ele fecha às 16h.

1b. Você poderia ter que pagar uma multa, ou juros, da conta. Você também pode ter que pagar a conta na lotérica ou no banco original da fatura.

2. Você teria que jogar o ovo fora, ou então comer o ovo com açúcar (o que não é recomendado pelas autoras deste manual!).

3. Resposta aberta.

FOLHA DE RESPOSTA – Treino memorizar nomes (individual)

Data _____/_____/_____

[Colar foto aqui]

Nome do mediador:_____

Escolha uma ou mais estratégias para memorizar. A estratégia deve ter um significado para você.

_____
_____
_____
_____
_____
_____

[Colar foto aqui]

Nome 1: _____

Escolha uma ou mais estratégias para memorizar. A estratégia deve ter um significado para você.

_____
_____
_____
_____

[Colar foto aqui]

Nome 2: _____

Escolha uma ou mais estratégias para memorizar. A estratégia deve ter um significado para você.

_____
_____
_____
_____

FOLHA DE RESPOSTA – Treino memorizar nomes (grupo)

Data _____/_____/_____

Nome do mediador:_____

Escolha uma ou mais estratégias para memorizar. A estratégia deve ter um significado para você.

_____
_____
_____
_____
_____
_____

SLIDE 3.3

Nome 1: _____

Escolha uma ou mais estratégias para memorizar. A estratégia deve ter um significado para você.

_____
_____
_____
_____
_____

Nome 2: _____

Escolha uma ou mais estratégias para memorizar. A estratégia deve ter um significado para você.

_____
_____
_____
_____
_____

SLIDE 3.4

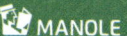

FOLHA DE RESPOSTA (tarefa de casa)

Tarefa para o dia ____/____/_____

Memorizar nomes (individual e grupo)

Treine as estratégias (atenção, motivação, repetição, associação, imagem visual) para memorizar nomes. Para isso, você deverá conhecer pessoas novas ou aprender o nome de pessoas que você encontra no seu cotidiano. Pense na tarefa como uma oportunidade para socializar. Você poderá iniciar uma conversa com seu vizinho novo, com alguém da igreja que você ainda não conhece ou com o funcionário do supermercado que você frequenta, por exemplo. Lembre-se, é importante manter a atenção e a motivação para memorizar nome de pessoas. Boa sorte!

Nome 1: _____

Escolha um ou mais estratégias para memorizar. A estratégia deve ser importante para você.

_____

_____

Nome 2: _____

Escolha um ou mais estratégias para memorizar. A estratégia deve ser importante para você.

_____

_____

SLIDE 3.5

 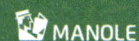

GABARITO (treino individual e grupo)

Nome: ___Laura (exemplo de nome)_____

Escolha uma ou mais estratégias para memorizar. A estratégia deve ser importante para você. Associação com uma informação já aprendida. [Nem todos os participantes conseguirão nomear a estratégia, não tem problema, o importante é explicar o significado.]

Associei a Laura com a secretária do meu médico, com quem ela se parece, comentei com ela essa semelhança. Toda vez que olhar para ela, lembrarei da secretária do meu médico e conseguirei evocar o seu nome (exemplo de resposta).

SLIDE 3.6

AGENDA DE CONTATOS (nível 1)

Fábio Carvalho – 356-4441	Mário Rios – 779-7199
Pedro Pequeno – 322-5612	Silvana Santos – 356-7180
Antônio Bernardes – 312-2133	Dênis Ferreira – 312-6542
Maria de Lourdes – 322-4924	Patricia Lopes – 356-3333
Carolina Almeida – 779-2125	Silvia Soares – 312-1118
Daniela Albuquerque – 312-1236	Antonella Aguiar – 779-3664
Florindo Sá – 779-1000	Leandra Dumas – 322-5385
Bernardo de Campos – 356-6177	Maria Aparecida – 356-7761
Leonel Gontijo – 356-0078	Ivo Gonçalves – 322-4986
Andrea Gomes – 356-2459	Quirino Andrada – 779-2217

SLIDE 4.1

FOLHA DE RESPOSTA (nível 1)

SLIDE 4.2

AGENDA DE CONTATOS (NÍVEL 2)

Fábio Carvalho – 356-4441	Mário Rios – 779-7199	Fábio Carvalho – 356-4441
Pedro Pequeno – 322-5612	Silvana Santos – 356-7180	Mário Rios – 779-7199
Antônio Bernardes – 312-2133	Dênis Ferreira – 312-6542	Fabiana Pinto – 312-0404
Maria de Lourdes – 322-4924	Patricia Lopes – 356-3333	Ivana Freitas – 779-8577
Carolina Almeida – 779-2125	Silvia Soares – 312-1118	Maria Apparecida - 322-3123
Daniela Albuquerque – 312-1236	Antonella Aguiar – 779-3664	Hugo Pereira - 356-4283
Florindo Sá – 779-1000	Leandra Dumas – 322-5385	André Gonçalves - 779-2341
Bernardo de Campos – 356-6177	Maria Aparecida – 356-7761	Daniela Azevedo - 779-8094
Leonel Gontijo – 356-0078	Ivo Gonçalves – 322-4986	Ugo Pereira - 779-6924
Andrea Gomes – 356-2459	Quirino Andrada – 779-2217	Olivia Hertes - 779-6081

SLIDE 4.3

FOLHA DE RESPOSTA (NÍVEL 2)

SLIDE 4.4

ESTIMULAÇÃO COGNITIVA
DE IDOSOS | TREINO 4 | 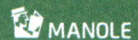 MANOLE

FOLHA DE RESPOSTA (tarefa de casa)

Tarefa para o dia ____/____/_____

Escreva em uma folha de papel o nome de dez a quinze pessoas que você conhece (vale membros da família, amigos, conhecidos ou até figuras públicas) em ordem alfabética e traga para o próximo encontro.

SLIDE 4.5

ESTIMULAÇÃO COGNITIVA
DE IDOSOS | TREINO 4 | 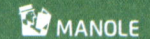 MANOLE

Gabarito (nível 1)

Andrea Gomes – 356-2459	Mário Rios – 779-7199
Antonella Aguiar – 779-3664	Patricia Lopes – 356-3333
Antônio Bernardes – 312-2133	Pedro Pequeno – 322-5612
Bernardo de Campos – 356-6177	Quirino Andrada – 779-2217
Carolina Almeida – 779-2125	Silvana Santos – 356-7180
Daniela Albuquerque – 312-1236	Silvia Soares – 312-1118
Dênis Ferreira – 312-6542	
Fábio Carvalho – 356-4441	
Florindo Sá – 779-1000	
Ivo Gonçalves – 322-4986	
Leandra Dumas – 322-5385	
Leonel Gontijo – 356-0078	
Maria Aparecida – 356-7761	
Maria de Lourdes – 322-4924	

Gabarito (nível 2)

André Gonçalves – 779-2341	Ivo Gonçalves – 322-4986
Andrea Gomes – 356-2459	Leandra Dumas – 322-5385
Antonella Aguiar – 779-3664	Leonel Gontijo – 356-0078
Antônio Bernardes – 312-2133	Maria Aparecida – 356-7761
Bernardo de Campos – 356-6177	Maria Apparecida – 322-3123
Carolina Almeida – 779-2125	Maria de Lourdes – 322-4924
Daniela Albuquerque – 312-1236	Mário Rios – 779-7199
Daniela Azevedo – 779-8094	Olivia Hertes – 779-6081
Dênis Ferreira – 312-6542	Patricia Lopes – 356-3333
Fabiana Pinto – 312-0404	Pedro Pequeno – 322-5612
Fábio Carvalho – 356-4441	Quirino Andrada – 779-2217
Florindo Sá – 779-1000	Silvana Santos – 356-7180
Hugo Pereira – 356-4283	Silvia Soares – 312-1118
Ivana Freitas – 779-8577	Ugo Pereira – 779-6924

SLIDE 4.6

FIGURAS (nível 1)

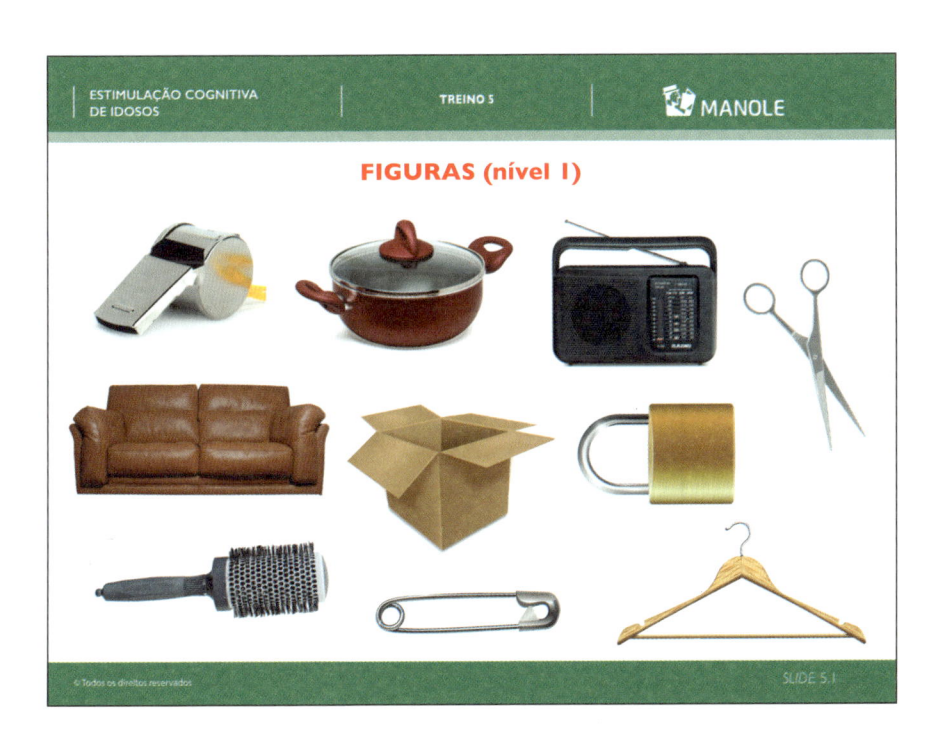

SLIDE 5.1

FOLHA DE REGISTRO DAS RESPOSTAS (nível 1)

Acertos: _____

Tempo: _____

SLIDE 5.2

FOLHA DE PALAVRAS EMBARALHADAS (nível 1)

TOIPA	
ANEPAL	
IDOAR	
EIDBAC	
OFAS	
NIFLEATE	
SCEOAV	
ARTEOUS	
DADOACE	
XIACA	

Acertos: _____

Tempo: _____

SLIDE 5.3

FIGURAS (nível 2)

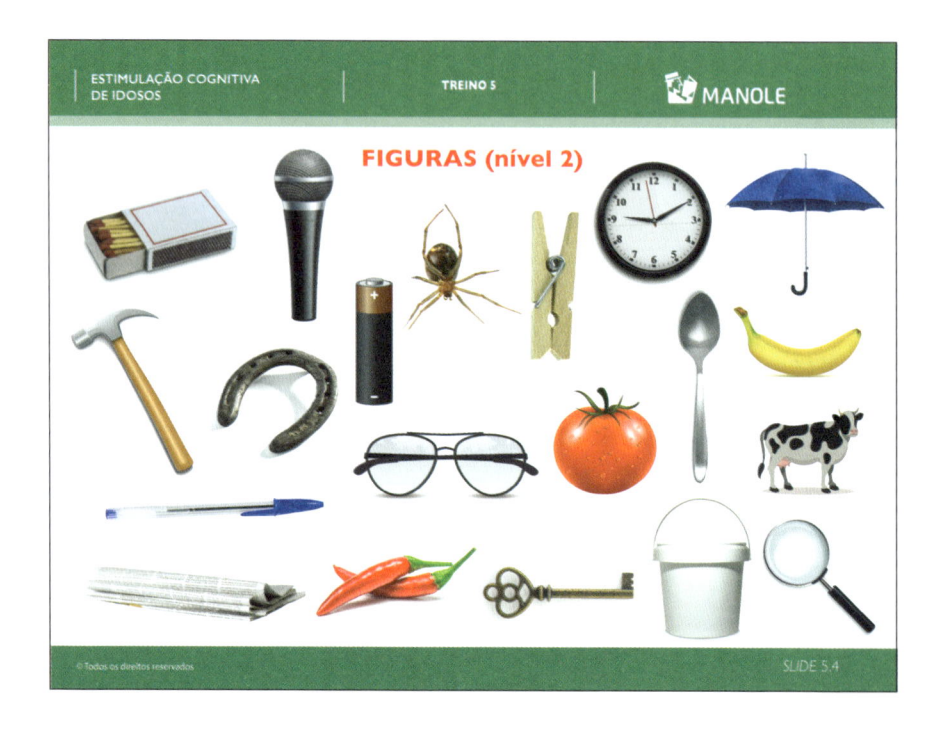

SLIDE 5.4

FOLHA DE REGISTRO DAS RESPOSTAS (nível 2)

Acertos: _____

Tempo: _____

FOLHA DE PALAVRAS EMBARALHADAS (nível 2)

REGPRAOD		ILPHA	
UAGDRAUVCHA		HAVEC	
CIRBEOMFO		ITAMNEP	
NJLORA		CAVA	
IRLOEGO		OFORSFO	
RANAHA		TANCEA	
PUAL		ROHELC	
DARERURAF		LBDEA	
ATOMTE		TARMOLE	
ANABNA		LOCOSU	

Gabarito (nível 1)

TOIPA	**APITO**
ANEPAL	**PANELA**
IDOAR	**RÁDIO**
EIDBAC	**CABIDE**
OFAS	**SOFÁ**
NIFLEATE	**ALFINETE**
SCEOAV	**ESCOVA**
ARTEOUS	**TESOURA**
DADOACE	**CADEADO**
XIACA	**CAIXA**

SLIDE 5.7

Gabarito (nível 2)

REGPRAOD	**PREGADOR**	ILPHA	**PILHA**
UAGDRAUVCHA	**GUARDA-CHUVA**	HAVEC	**CHAVE**
CIRBEOMFO	**MICROFONE**	ITAMNEP	**PIMENTA**
NJLORA	**JORNAL**	CAVA	**VACA**
IRLOEGO	**RELÓGIO**	OFORSFO	**FÓSFORO**
RANAHA	**ARANHA**	TANCEA	**CANETA**
PUAL	**LUPA**	ROHELC	**COLHER**
DARERURAF	**FERRADURA**	LBDEA	**BALDE**
ATOMTE	**TOMATE**	TARMOLE	**MARTELO**
ANABNA	**BANANA**	LOCOSU	**ÓCULOS**

SLIDE 5.8

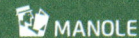

MATERIAL DE APOIO I

PQRST para memorizar fatos da história do Leonardo da Vinci

Você sabe algo sobre a história do Leonardo da Vinci? Estude os fatos da história do Leonardo da Vinci por 10 minutos e, depois, utilize cada etapa do método PQRST **(Prévia, Questione, Releia, Sintetize e Teste)** para memorizá-la.

Leonardo da Vinci nasceu na Itália, na região de Florença. Ele foi criado por seu pai e sua madrasta. Era canhoto e, ainda menino, já desenhava e pintava. Na adolescência, foi aprendiz do artista Vernocchi por anos, aprendeu técnicas para trabalhar com metais e couro, carpintaria, desenho e escultura. Leonardo morreu com 67 anos e é considerado um gênio, um dos maiores pintores de todos os tempos. Duas de suas obras mais importantes são a *Mona Lisa* e *A Última Ceia*.

 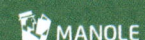

MATERIAL DE APOIO 2

Agora, utilize o passo a passo do método PQRST a seguir para memorizar o texto sobre Leonardo da Vinci. Você pode responder aos questionamentos mentalmente ou escrever as suas respostas: faça da forma que funcionar melhor para você; o importante é treinar o método.

I. Faça uma **Prévia** (Preview) do texto. A prévia deve ser curta, pode ser até um título.

Pergunte a você mesmo: Do que se trata a história? Qual a ideia principal e/ou problema central? Quem faz parte da história? A história tem começo, meio e fim?

_____

_____

_____

_____

_____

_____

_____

_____

2. Elabore **Questionamentos** (*Question*) sobre o texto. Faça perguntas sobre os pontos principais do texto (p. ex., Como?; Onde?; O quê?; Por quê?). Sobre o que é a história especificamente? Sobre quem é a história? Quais são os detalhes sobre a(s) pessoa(s) e/ou evento(s)? Onde a história acontece?

_____
_____
_____
_____
_____

3. Agora você deve **Reler** (*Read*) a história com calma e atenção. Enquanto você lê, tente responder às perguntas realizadas na etapa anterior. Perceba como a história vai se desenvolvendo, mantenha atenção aos detalhes, aos sentimentos das pessoas e à sequência de eventos.

_____
_____
_____
_____
_____

4. Sintetize (*Summarize*) a história, faça um resumo com os pontos importantes. O resumo deverá conter os pontos, os acontecimentos e os personagens principais da história.

_____
_____
_____
_____
_____

5. Na quinta e última etapa, vamos **Testar** (*Test*) o seu conhecimento. Sem olhar, tente se lembrar da história com os detalhes. Escreva tudo o que você lembra na folha que lhe foi entregue. Se necessário, olhe a história novamente com atenção e continue a tarefa sem olhar. Lembre-se das etapas aprendidas, quais os pontos principais, os detalhes da história.

_____
_____
_____
_____
_____

FOLHA DE RESPOSTA (tarefa de casa)

Tarefa para o dia ____/____/_____

PQRST para memorizar a história do filme *A noviça rebelde*

Antes de começar, você precisa de um relógio ou cronômetro. Você deverá memorizar o texto abaixo. Não se preocupe, pois na folha seguinte você poderá repassar a estratégia PQRST que aprendeu e usar perguntas que vão lhe ajudar nesta atividade.

Agora, utilize um cronômetro para estudar essa história por 10 minutos.

A história do filme *A noviça rebelde* se passa na Áustria, um pouco antes da Segunda Guerra Mundial, final da década de 1930. A protagonista, a noviça Maria, estava com dificuldade para se adaptar às rígidas normas de conduta do convento em que vivia em Salzburgo e vai trabalhar como governanta na casa de campo do Capitão Von Trapp, oficial da marinha aposentado. Viúvo, desde a morte da sua esposa, o capitão educava seus sete filhos com rigor militar. A noviça, uma jovem que amava cantar, levou alegria à família e ganhou o respeito das crianças e do capitão. Maria e o capitão se apaixonam, e ele rompe seu noivado com uma rica baronesa de Viena e casa-se com a noviça.

(continua)

(continuação)

Agora, utilize o passo a passo do método PQRST a seguir para memorizar o texto sobre *A noviça rebelde*. Você pode responder aos questionamentos mentalmente ou escrever as suas respostas: faça da forma que funcionar melhor para você; o importante é treinar o método.

1. Faça uma **Prévia** (*Preview*) do texto. A prévia deve ser curta, pode ser até um título.

Pergunte a você mesmo: Do que se trata a história? Qual a ideia principal e/ou problema central? Quem faz parte da história? A história tem começo, meio e fim?

_____

_____

_____

_____

_____

_____

_____

2. Elabore **Questionamentos** (*Question*) sobre o texto. Faça perguntas sobre os pontos principais do texto (p. ex., Como?; Onde?; O quê?; Por quê?). Sobre o que é a história especificamente? Sobre quem é a história? Quais são os detalhes sobre a(s) pessoa(s) e/ou evento(s)? Onde a história acontece?

_____

_____

_____

_____

3. Agora você deve **Reler** (*Read*) a história com calma e atenção. Enquanto você lê, tente responder às perguntas realizadas na etapa anterior. Perceba como a história vai se desenvolvendo, mantenha atenção aos detalhes, aos sentimentos das pessoas e à sequência de eventos.

_____

_____

_____

_____

_____

SLIDE 6.7

4. Sintetize (*Summarize*) a história, faça um resumo com os pontos importantes. O resumo deverá conter os pontos, os acontecimentos e os personagens principais da história.

_____

_____

_____

_____

_____

5. Na quinta e última etapa, vamos **Testar** (*Test*) o seu conhecimento. Sem olhar, tente se lembrar da história com os detalhes. Escreva tudo o que você lembra na folha que lhe foi entregue. Se necessário, olhe a história novamente com atenção e continue a tarefa sem olhar. Lembre-se das etapas aprendidas, quais os pontos principais, os detalhes da história.

_____

_____

_____

_____

_____

SLIDE 6.8

ESTIMULAÇÃO COGNITIVA
DE IDOSOS

TREINO 7

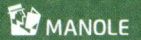 MANOLE

AZUL   AMARELO   VERDE   VERMELHO

Fonte: Strauss E, Sherman EMS, Spreen O. A Compendium of neuropsychological tests:
administration, norms, and commentary, 3. ed. Oxford University; 2006.

SLIDE 7.1

ESTIMULAÇÃO COGNITIVA
DE IDOSOS

TREINO 7

MANOLE

NÍVEL I (Parte A – Aquecimento)

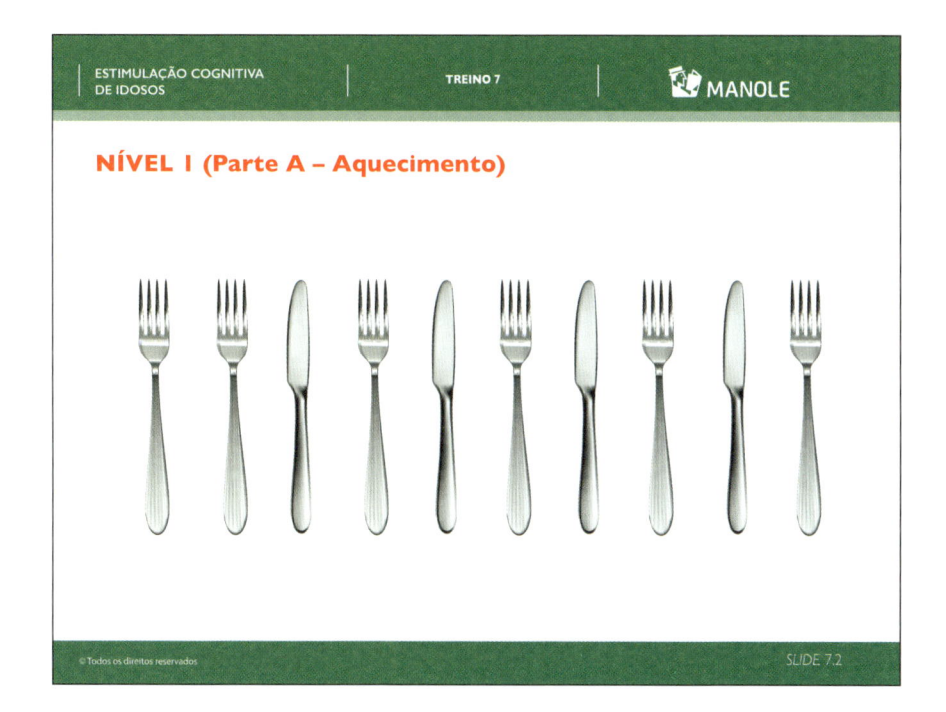

SLIDE 7.2

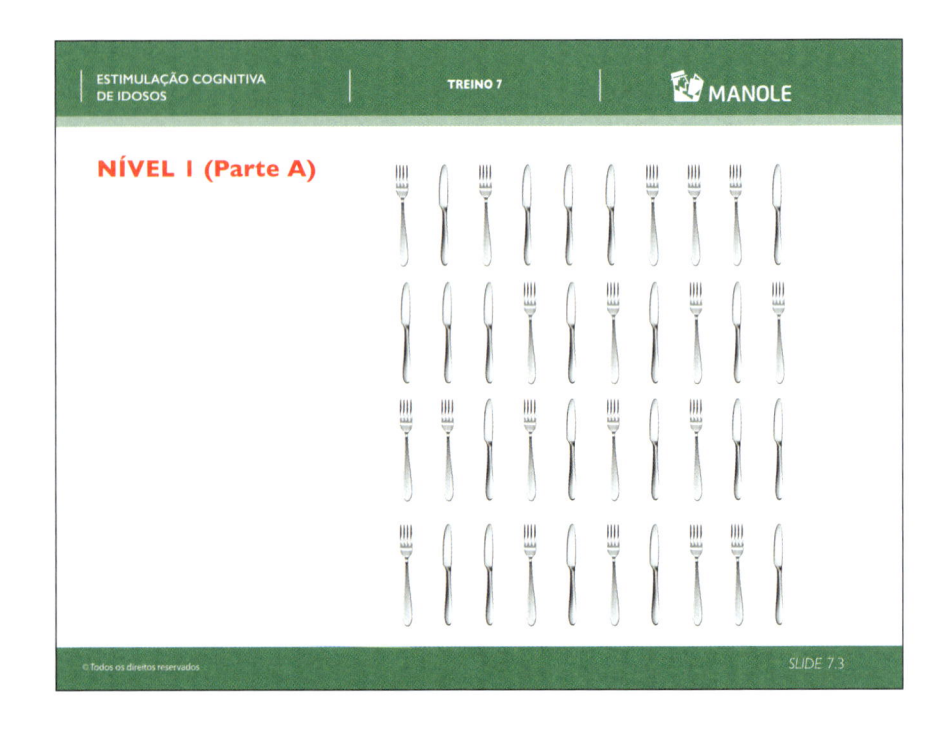

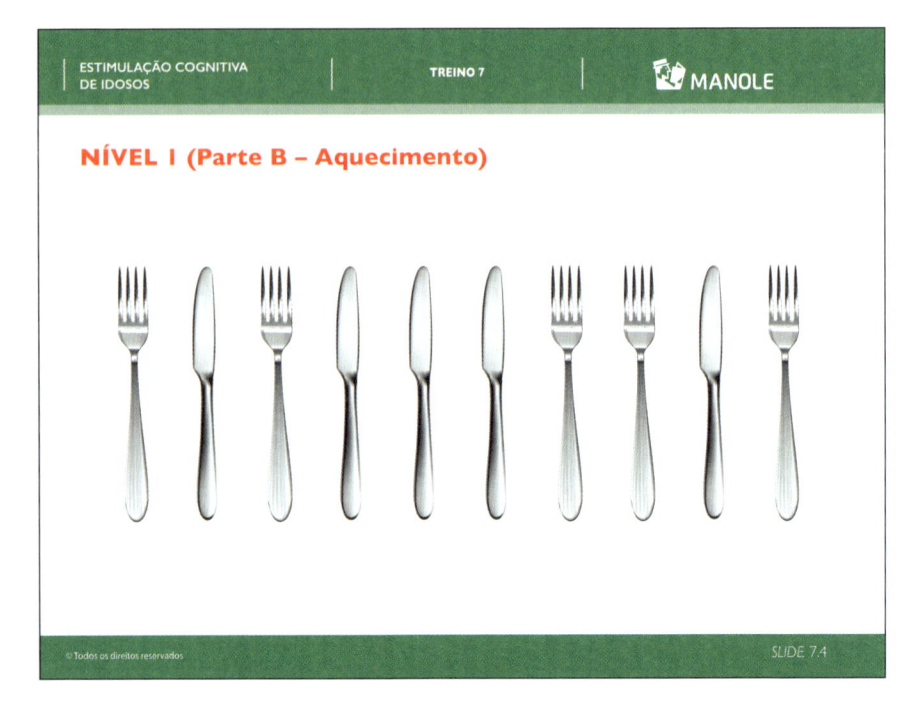

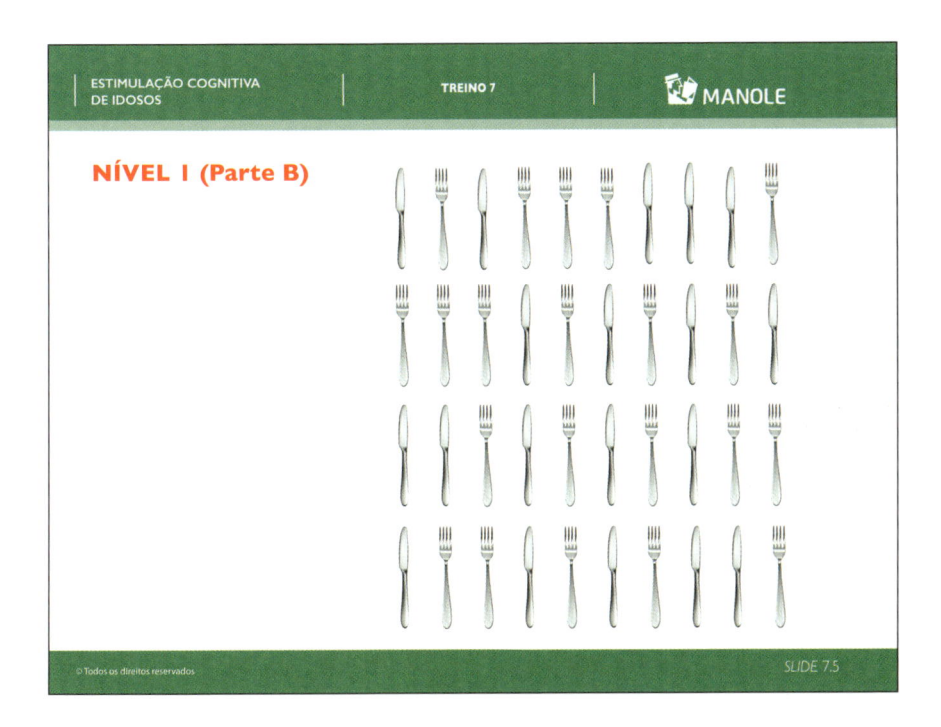

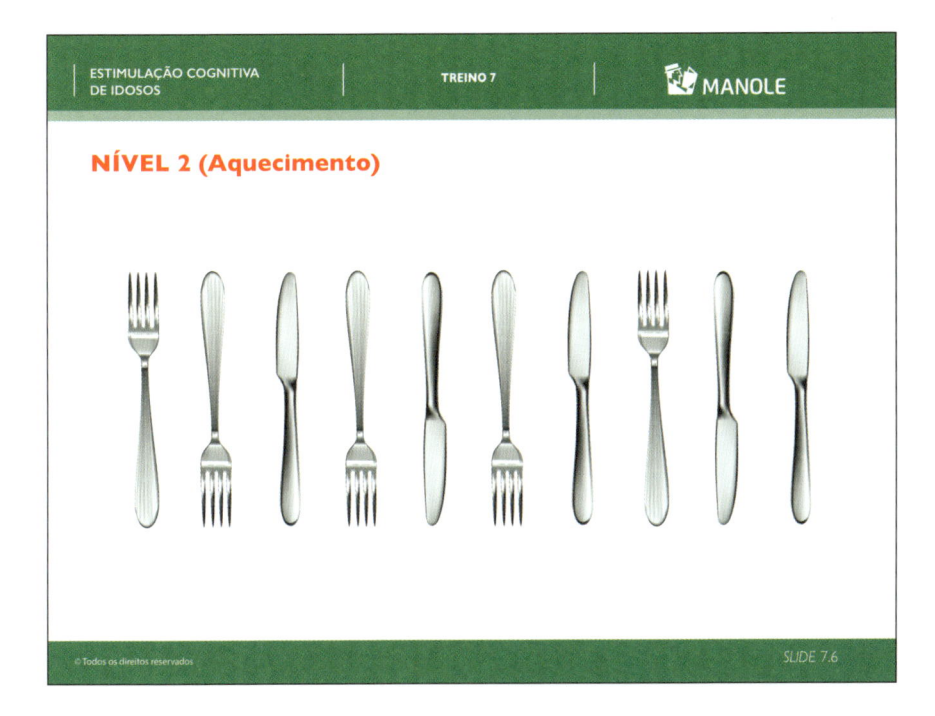

NÍVEL 2 (Parte C)

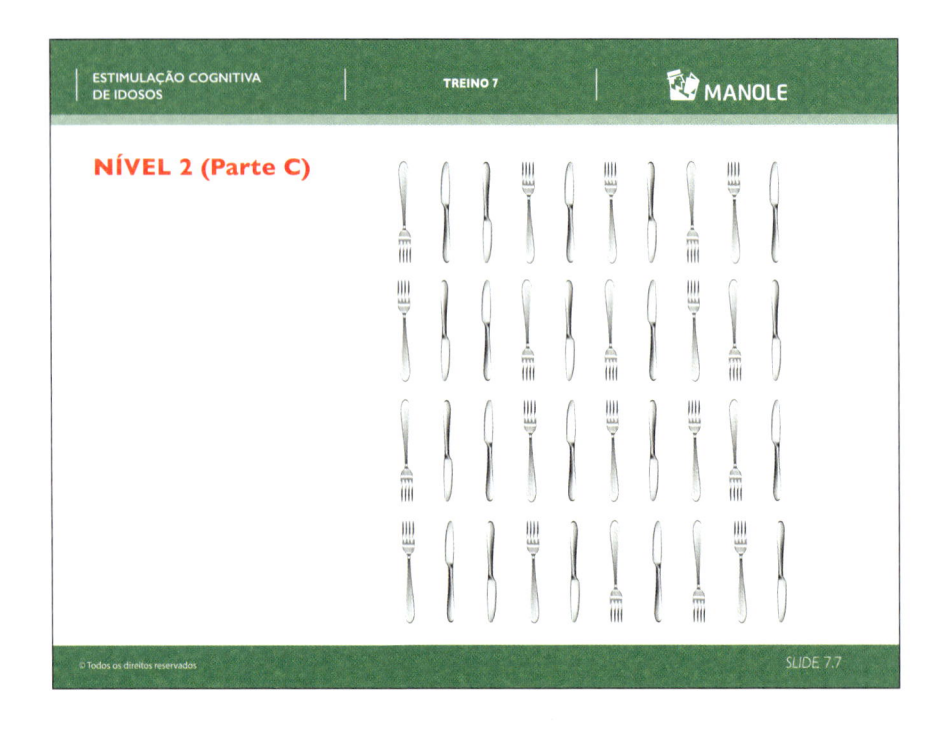

SLIDE 7.7

FOLHA DE RESPOSTA (tarefa de casa)

Tarefa para o dia ____ / ____ / _____

Observe o seu comportamento durante a semana, se em alguma situação você agiu de modo impulsivo, falou ou fez coisas sem pensar. Se não ocorrer com você, vale fazer a tarefa observando alguém que você conhece. Anote a situação e traga para discutirmos no próximo encontro.

SLIDE 7.8

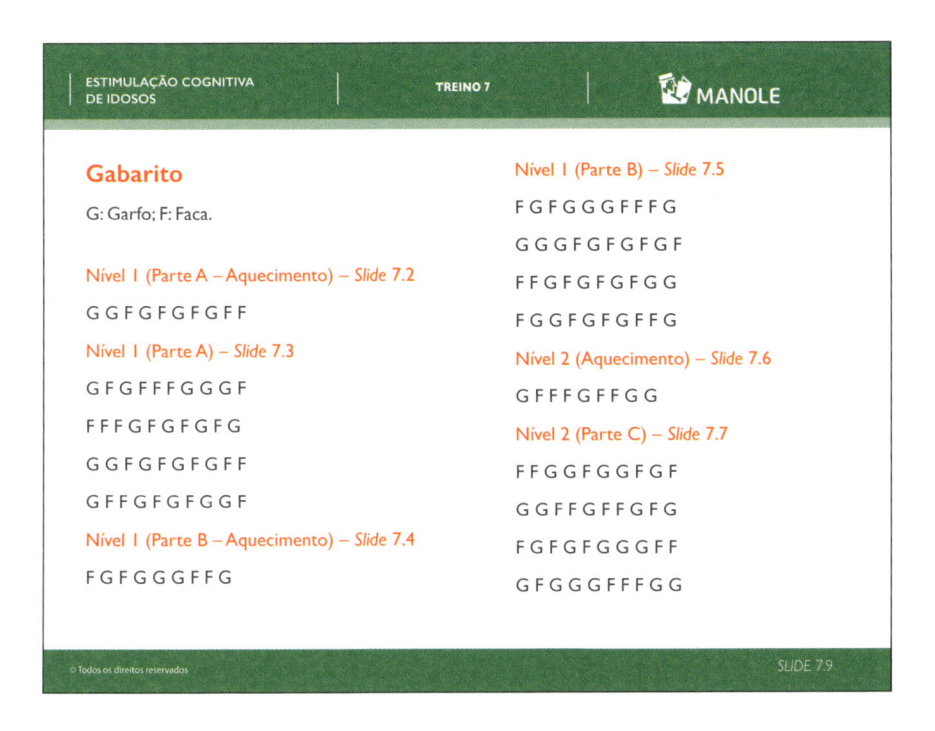

Gabarito

G: Garfo; F: Faca.

Nível I (Parte A – Aquecimento) – *Slide* 7.2

G G F G F G F G F F

Nível I (Parte A) – *Slide* 7.3

G F G F F F G G G F

F F F G F G F G F G

G G F G F G F G F F

G F F G F G F G G F

Nível I (Parte B – Aquecimento) – *Slide* 7.4

F G F G G G F F G

Nível I (Parte B) – *Slide* 7.5

F G F G G G F F F G

G G G F G F G F G F

F F G F G F G F G G

F G G F G F G F F G

Nível 2 (Aquecimento) – *Slide* 7.6

G F F F G F F G G

Nível 2 (Parte C) – *Slide* 7.7

F F G G F G G F G F

G G F F G F F G F G

F G F G F G G G F F

G F G G G F F F G G

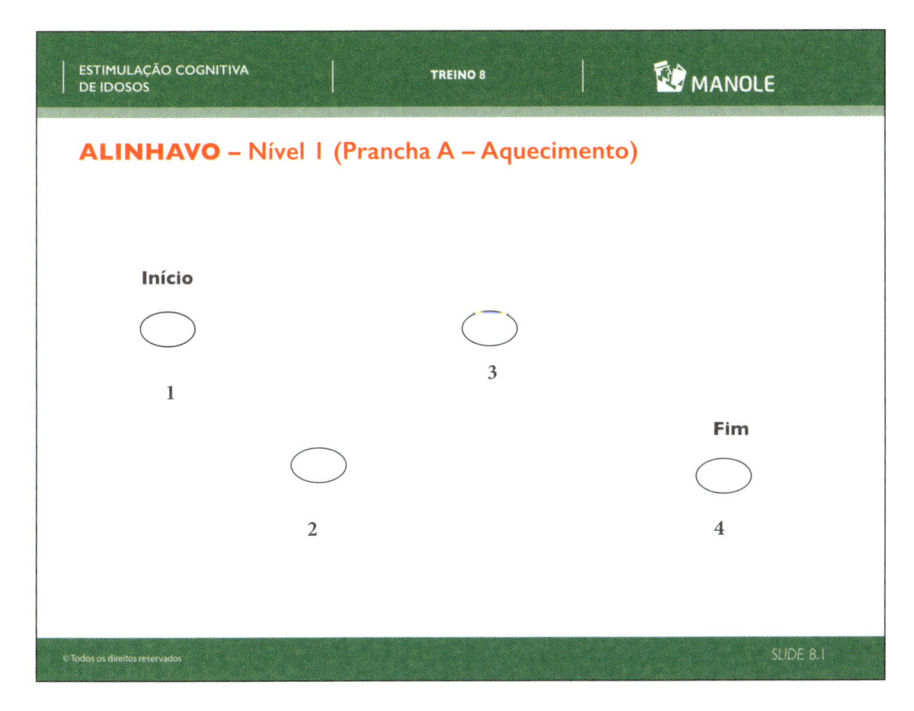

ALINHAVO – Nível I (Prancha A – Aquecimento)

Início

1

3

Fim

2

4

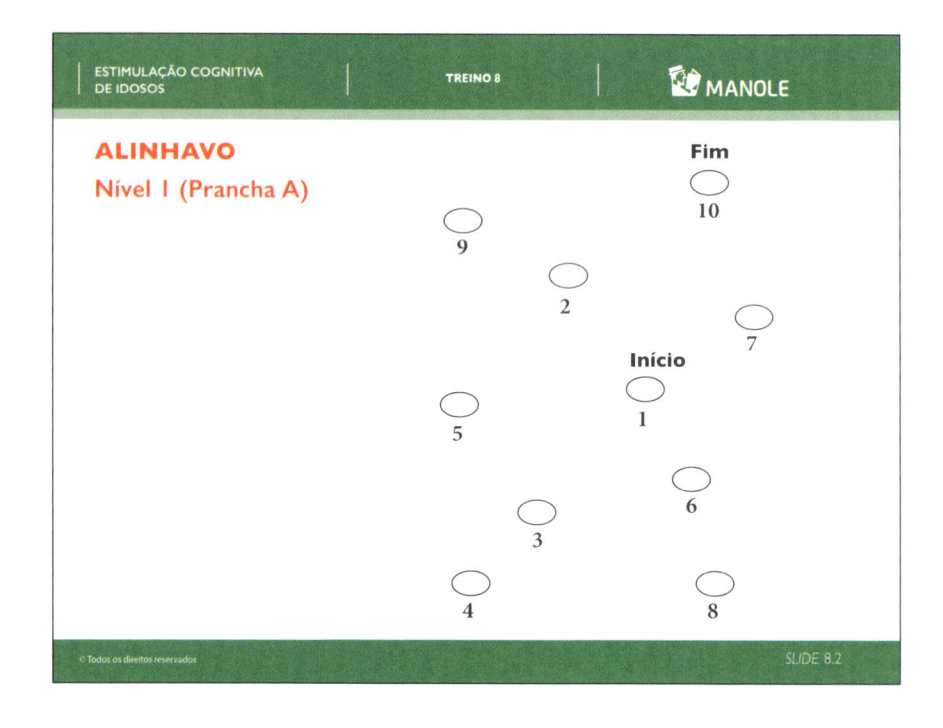

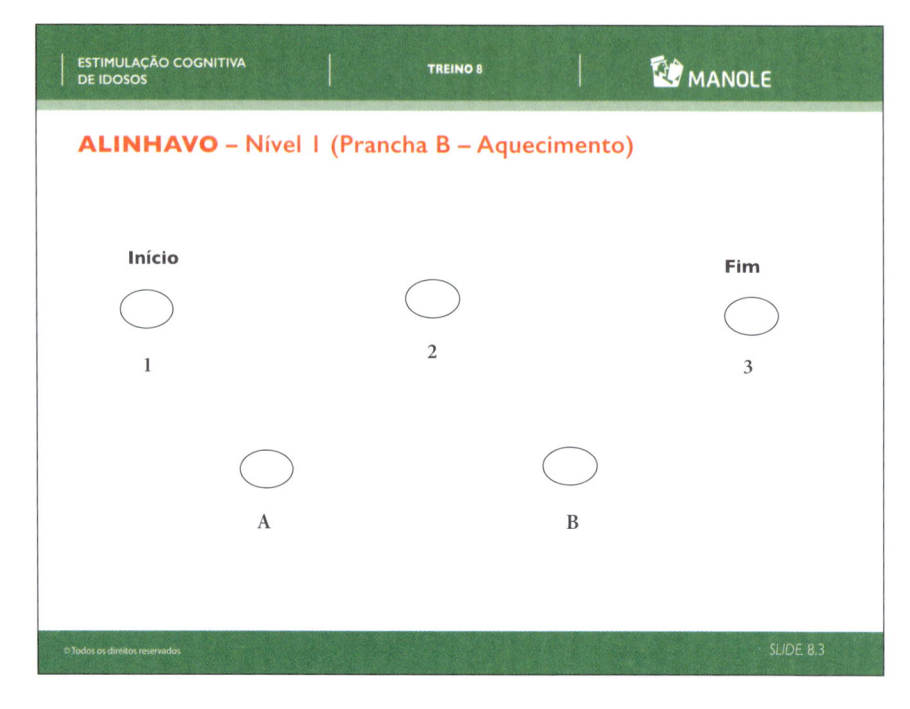

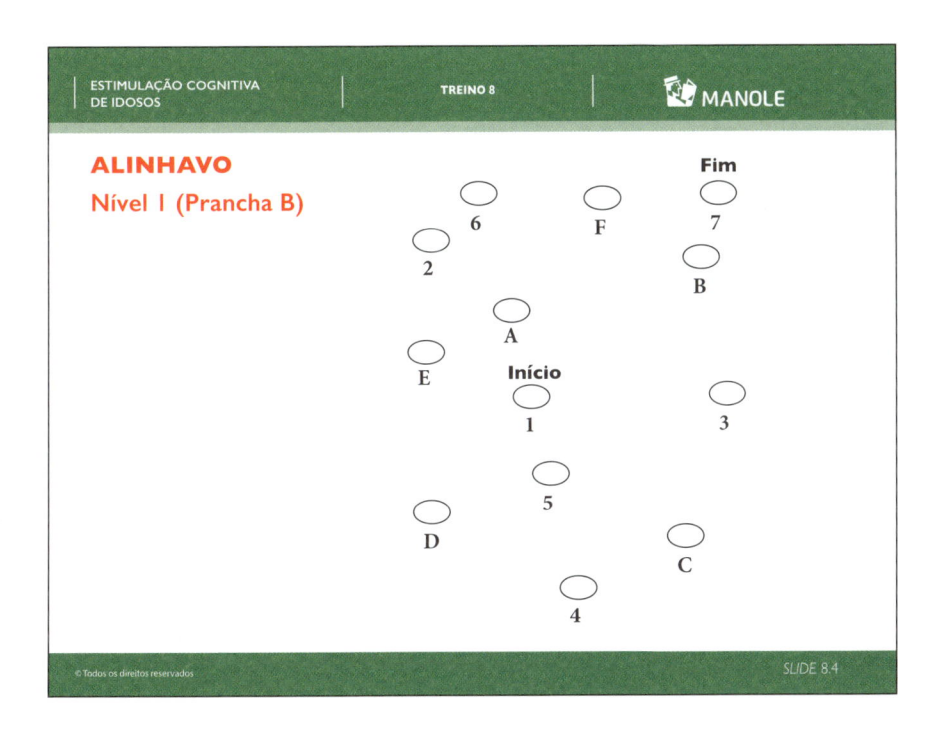

ALINHAVO
Nível I (Prancha B)

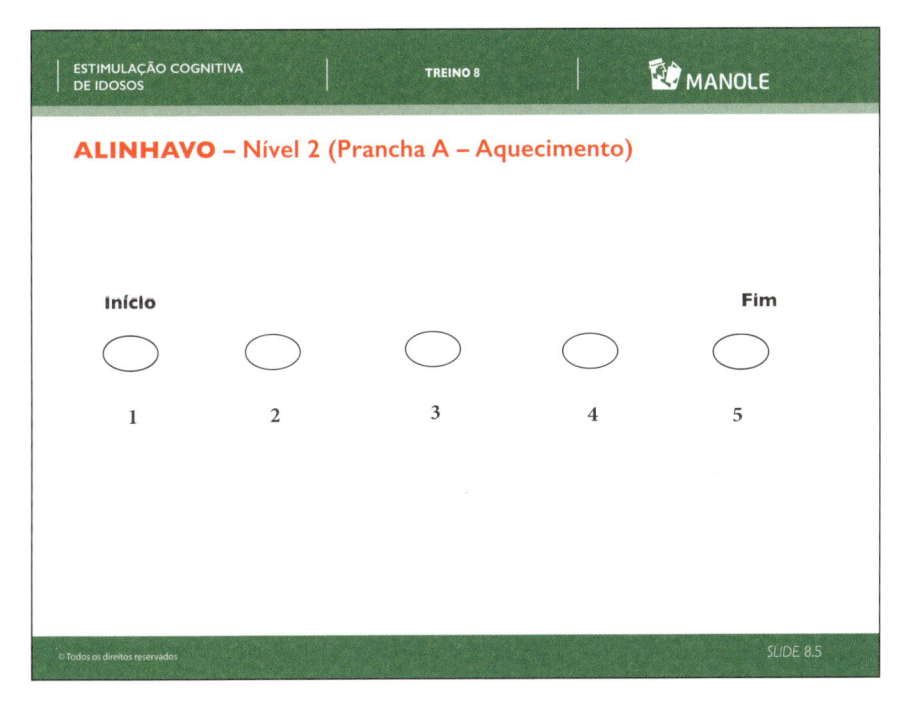

ALINHAVO – Nível 2 (Prancha A – Aquecimento)

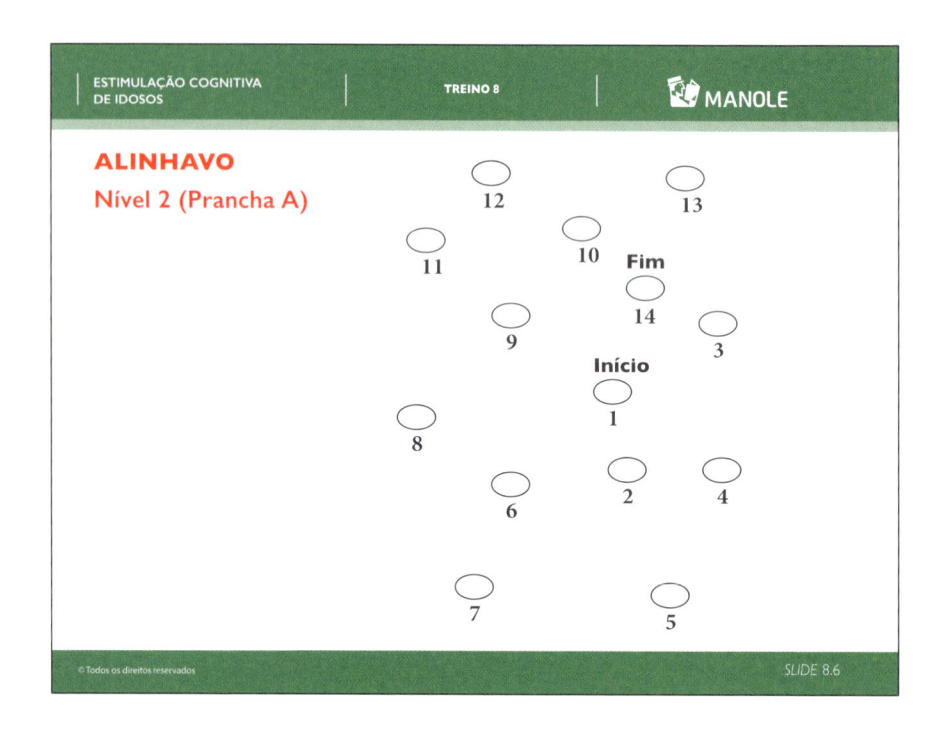

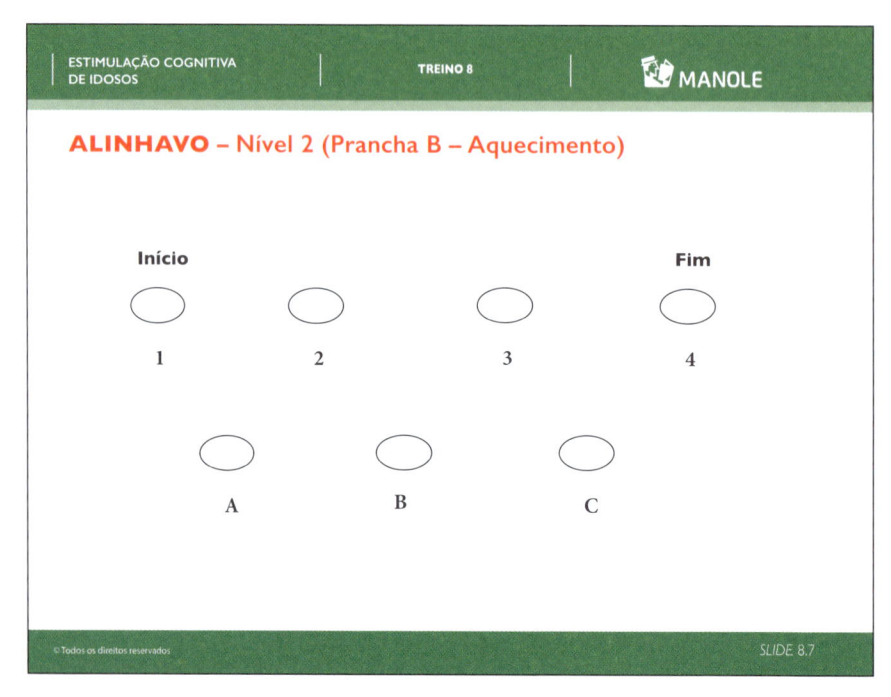

ALINHAVO
Nível 2 (Prancha B)

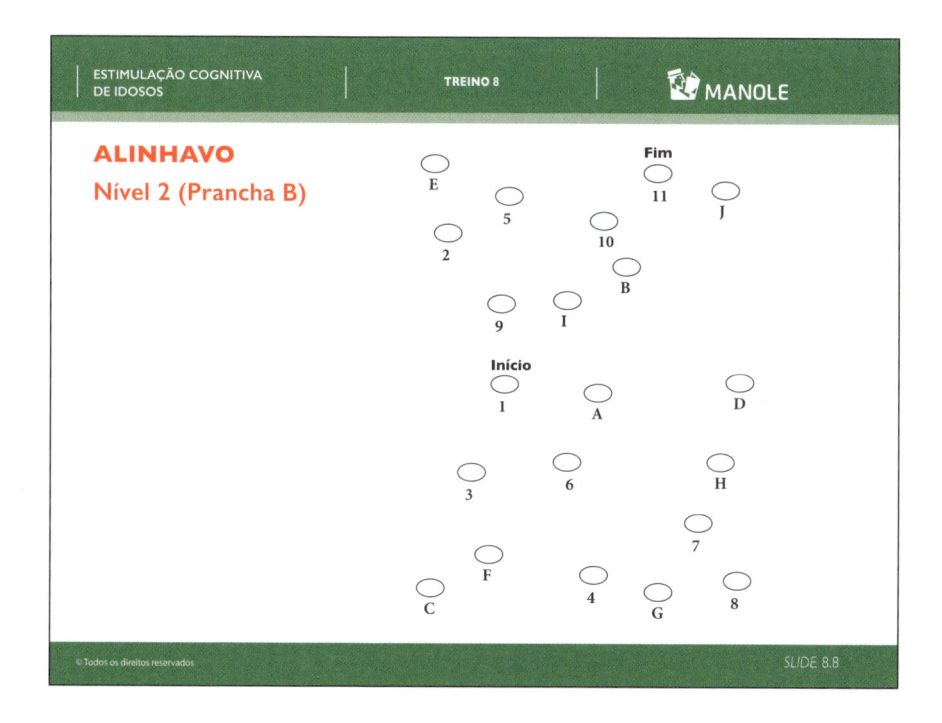

FOLHA DE RESPOSTA (tarefa de casa)

Tarefa para o dia ____/____/_____

Escolha uma das atividades listadas a seguir para fazer como tarefa de casa. Pode ser: uma atividade de costura, tricô, crochê, bordado, laços ou nós. Traga para discutirmos na próxima sessão.

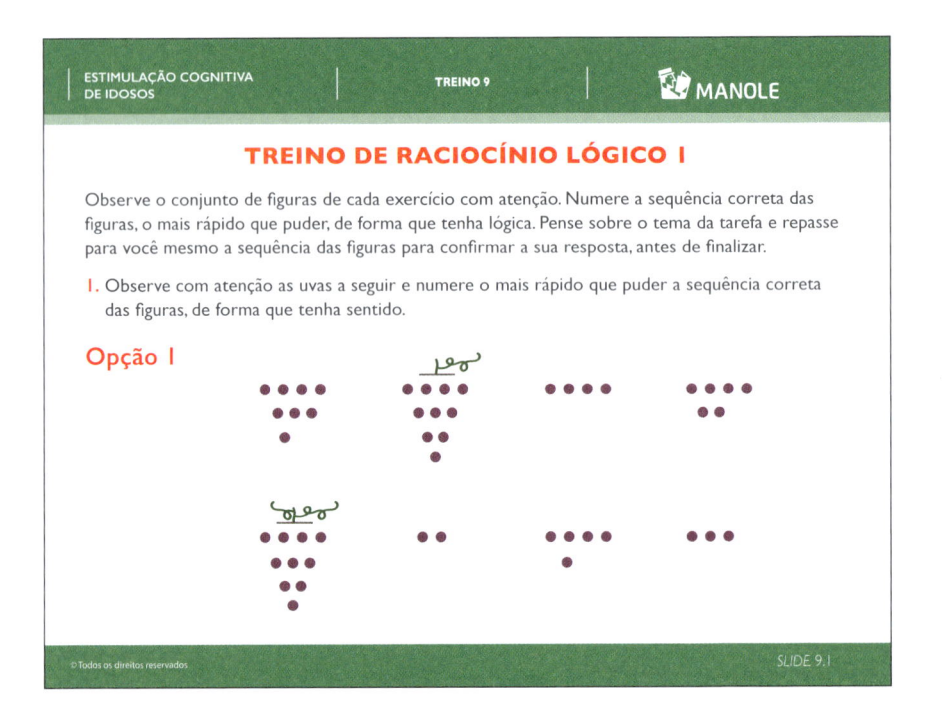

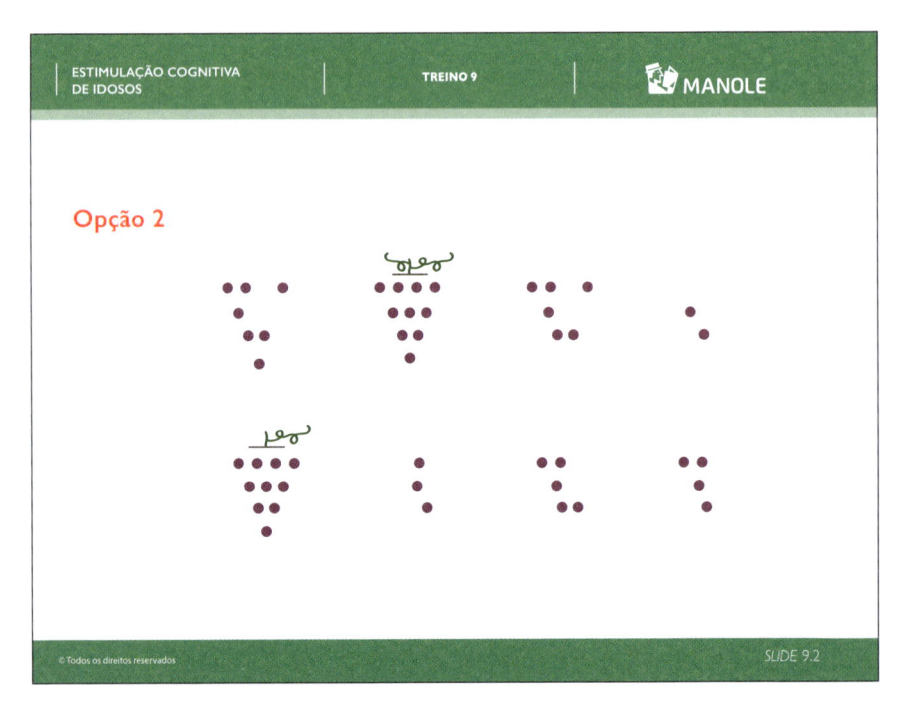

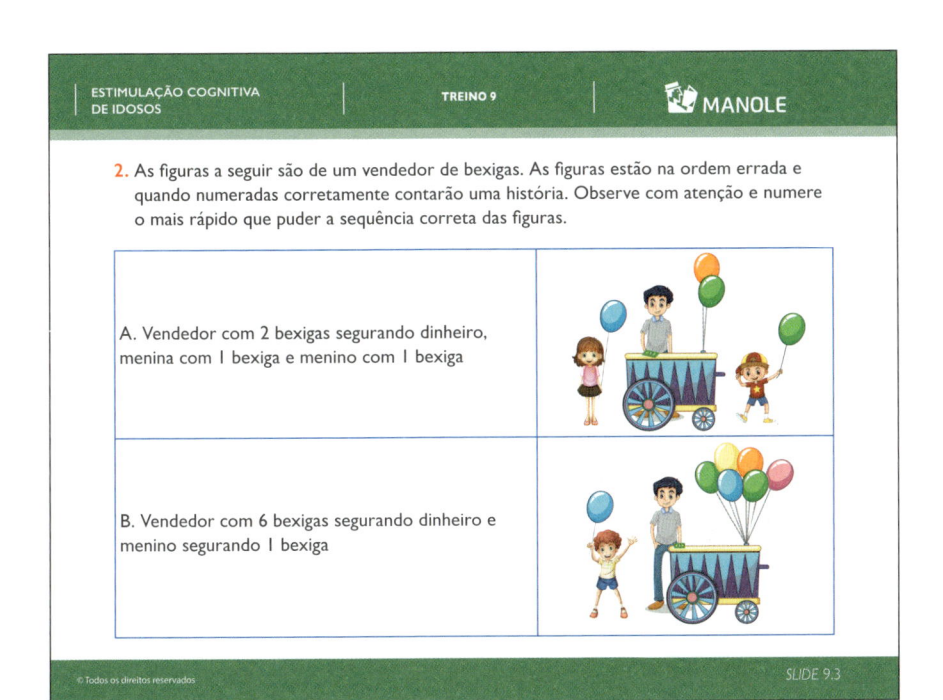

2. As figuras a seguir são de um vendedor de bexigas. As figuras estão na ordem errada e quando numeradas corretamente contarão uma história. Observe com atenção e numere o mais rápido que puder a sequência correta das figuras.

A. Vendedor com 2 bexigas segurando dinheiro, menina com 1 bexiga e menino com 1 bexiga

B. Vendedor com 6 bexigas segurando dinheiro e menino segurando 1 bexiga

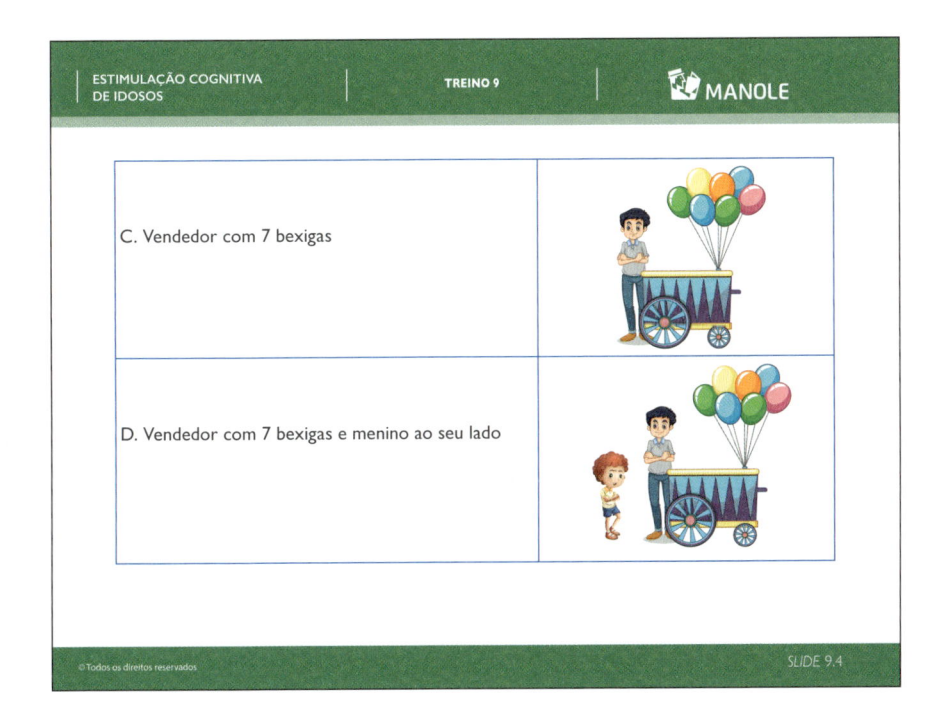

C. Vendedor com 7 bexigas

D. Vendedor com 7 bexigas e menino ao seu lado

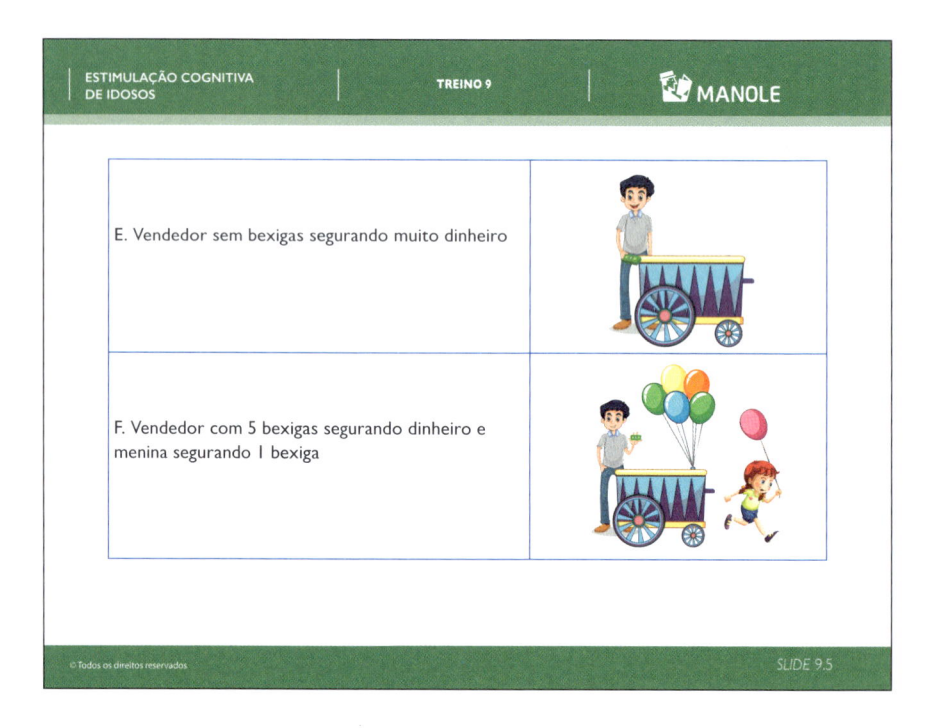

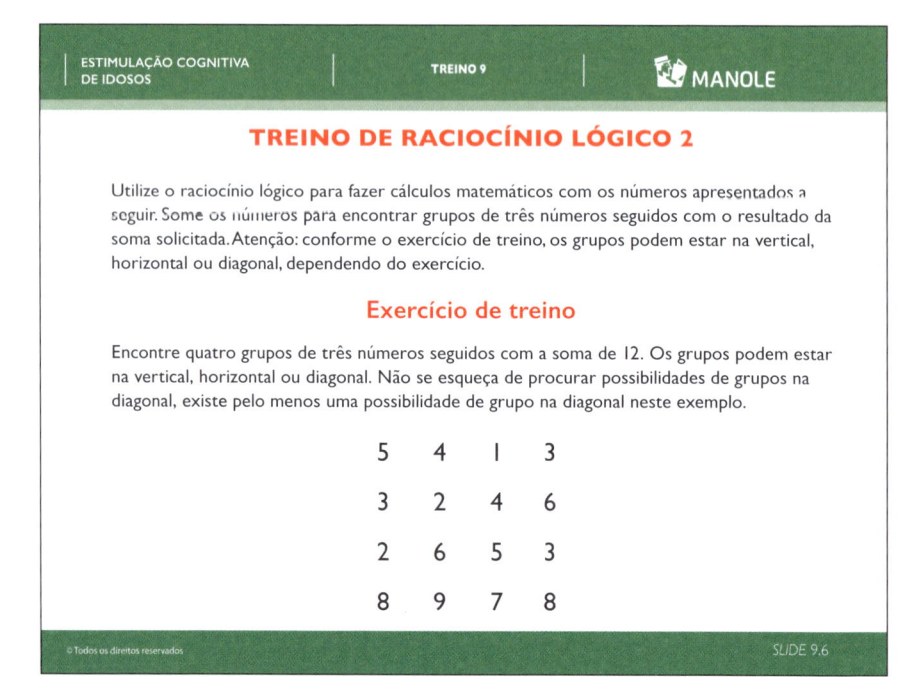

TREINO DE RACIOCÍNIO LÓGICO 2

Utilize o raciocínio lógico para fazer cálculos matemáticos com os números apresentados a seguir. Some os números para encontrar grupos de três números seguidos com o resultado da soma solicitada. Atenção: conforme o exercício de treino, os grupos podem estar na vertical, horizontal ou diagonal, dependendo do exercício.

Exercício de treino

Encontre quatro grupos de três números seguidos com a soma de 12. Os grupos podem estar na vertical, horizontal ou diagonal. Não se esqueça de procurar possibilidades de grupos na diagonal, existe pelo menos uma possibilidade de grupo na diagonal neste exemplo.

5	4	1	3
3	2	4	6
2	6	5	3
8	9	7	8

Resposta do treino

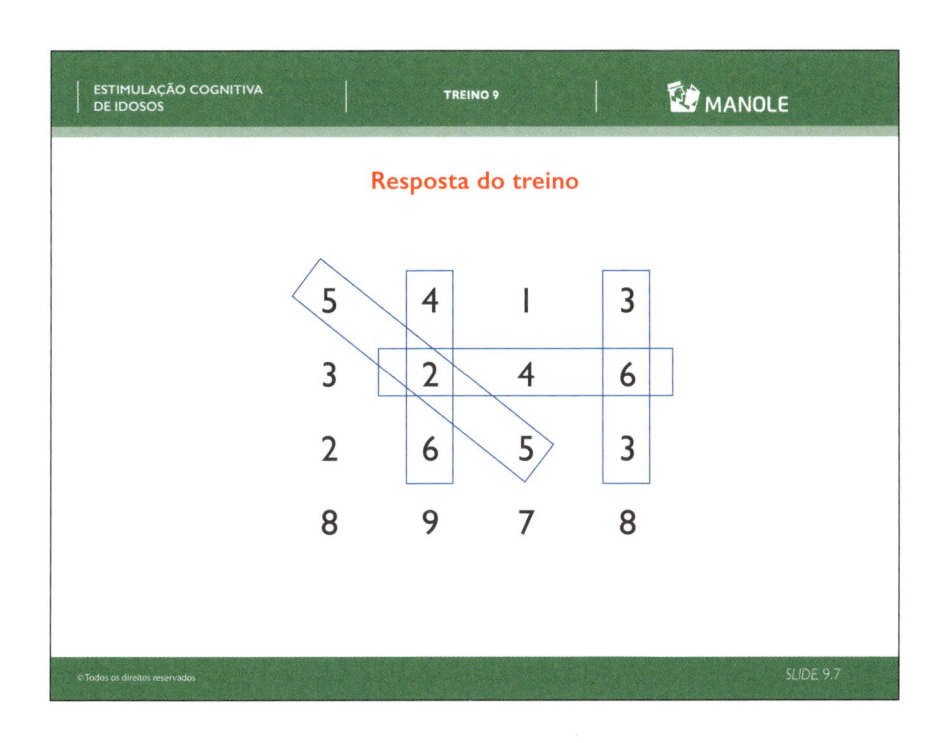

1. Encontre quatro grupos de três números seguidos com a soma de 14. Os grupos podem estar na vertical ou horizontal.

3	5	6	1
2	2	3	1
1	4	7	3
4	8	2	2

2. Encontre quatro grupos de três números seguidos com a soma de 16. Os grupos podem estar na horizontal, vertical ou diagonal.

4	6	3	7
8	9	5	3
1	7	6	6
4	2	1	3

FOLHA DE RESPOSTA (tarefa de casa)

Tarefa para o dia ____/____/_____

TREINO DE RACIOCÍNIO LÓGICO I

1. As fotos a seguir se referem à preparação de uma macarronada à bolonhesa. Observe com atenção e numere o mais rápido que puder a sequência correta das figuras.

SLIDE 9.9

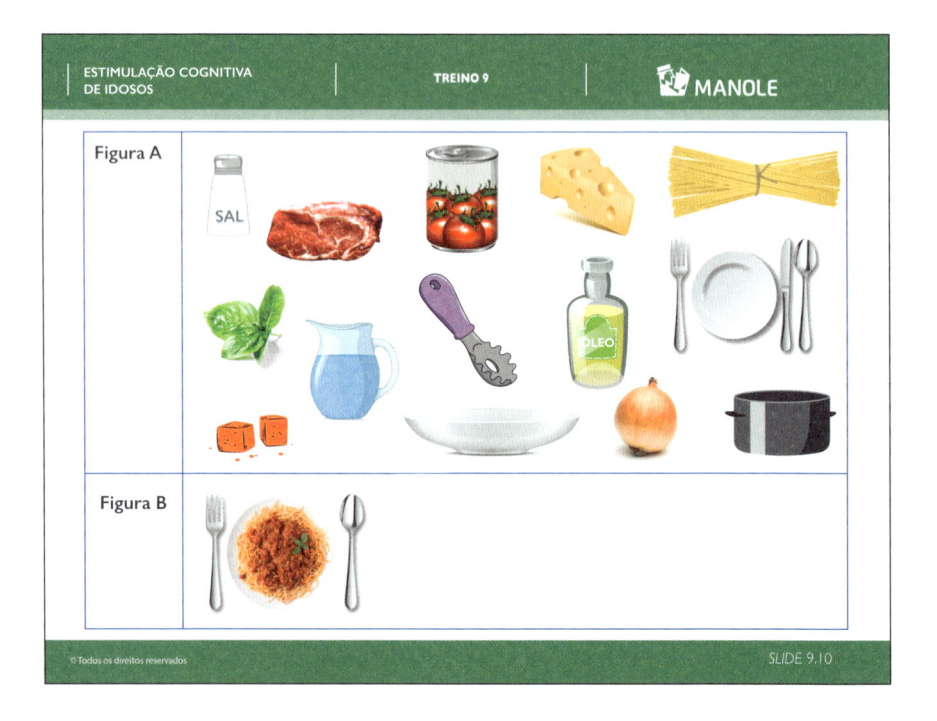

Figura A

Figura B

SLIDE 9.10

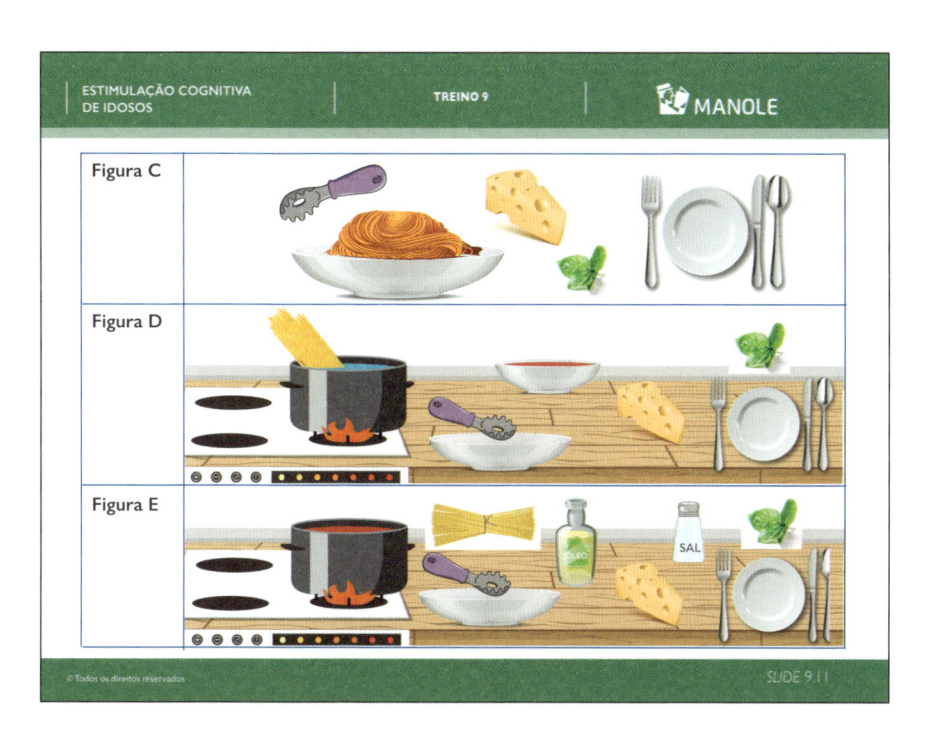

Figura C

Figura D

Figura E

SLIDE 9.11

FOLHA DE RESPOSTA (tarefa de casa)

Tarefa para o dia ____/____/_____

TREINO DE RACIOCÍNIO LÓGICO 2

1. Faça cálculos matemáticos com os números apresentados a seguir e encontre quatro grupos de três números seguidos com a soma de 19. Os grupos podem estar na vertical, horizontal ou diagonal. Não se esqueça de procurar possibilidades de grupos na diagonal, existe pelo menos uma possibilidade de grupo na diagonal.

9	8	4	2
2	5	7	1
8	6	5	9
1	2	5	1

SLIDE 9.12

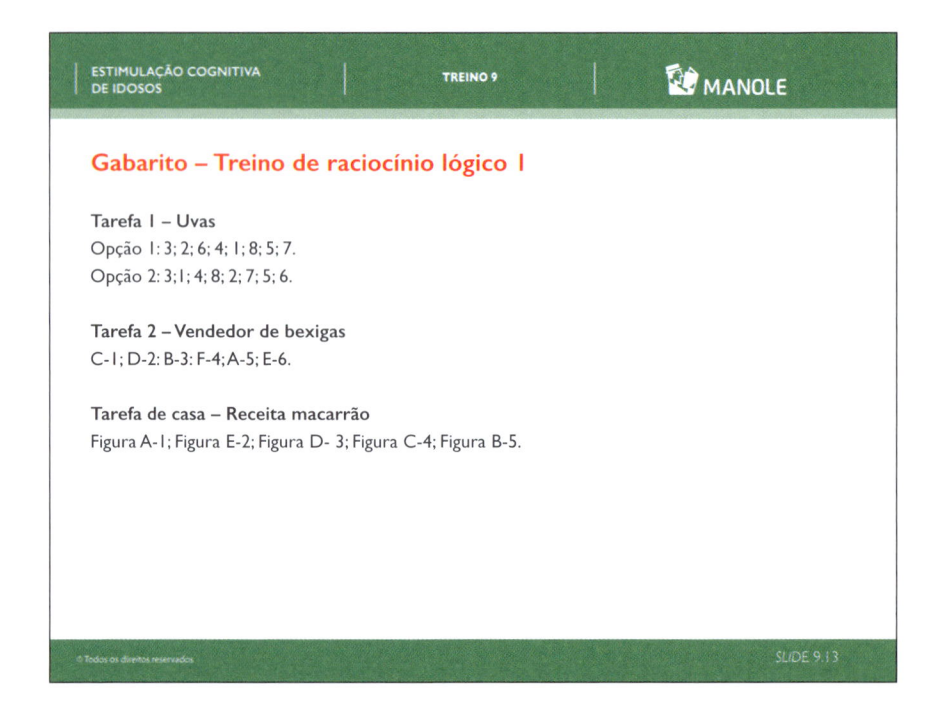

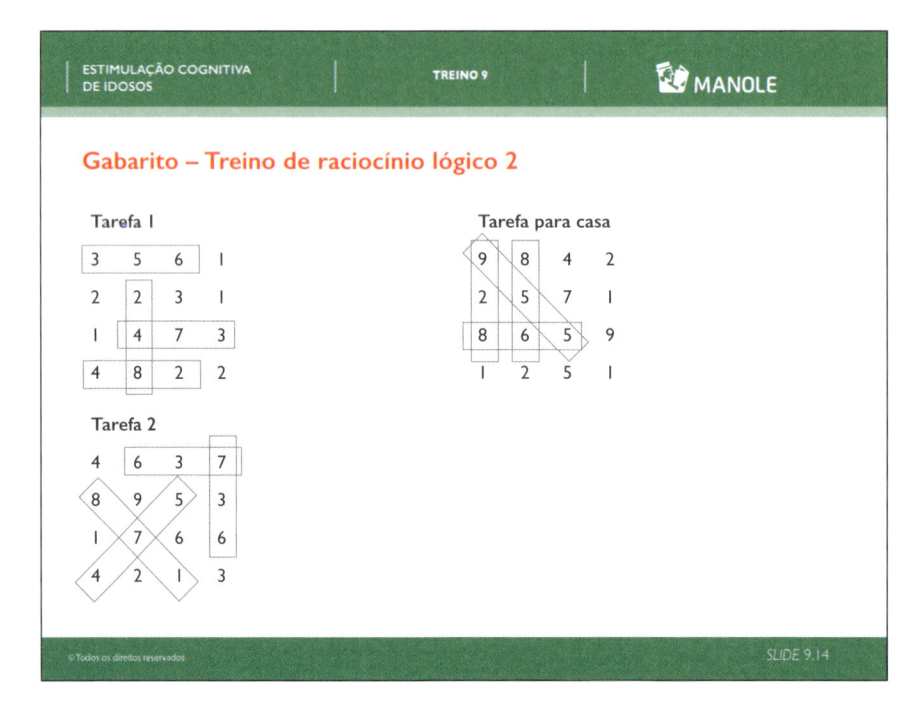

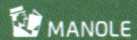

Nível 1– Omelete com espinafre

Ordem	Etapas
	Sirva-se!
	Aqueça a frigideira com um fio de óleo.
	Pique as fatias de queijo, as folhas de espinafre e o ramo de salsinha.
	Separe a frigideira antiaderente e os ingredientes. Três ovos, uma pitada de sal, duas fatias de queijo, dez folhas de espinafre e um ramo de salsinha.
	Quando a frigideira estiver quente, adicione a mistura.
	Quebre os ovos, coloque-os em um recipiente, bata-os à mão até obter uma consistência homogênea.
	Vire a omelete quando sua consistência estiver firme. Deixe dourar a parte de baixo.
	Adicione aos ovos batidos o queijo, o espinafre e a salsinha, todos já picados. Acrescente também a pitada de sal. Mexa até obter uma mistura.

 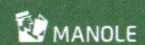

Nível 2 – Macarrão à bolonhesa

Ordem	Etapas
	Quando a água da panela estiver quente, adicione o macarrão e um fio de óleo para que fique mais soltinho.
	E, para finalizar, use folhas de manjericão para decorar.
	Deixe cozinhar por aproximadamente 40 minutos em fogo brando com a panela semitampada.
	Lembre-se de mexer em alguns momentos durante o cozimento, para o molho não grudar no fundo da panela.
	Separe os recipientes (uma panela para o cozimento do macarrão e outra para o molho).
	Distribua o queijo ralado, uniformemente, sobre o molho.
	Pique a cebola em cubos e refogue-a em uma panela com óleo quente até dourar, mexendo para não queimar.
	Mexa até misturar bem todos os ingredientes na panela.
	Acrescente o molho sobre o macarrão, já na travessa.
	Reduza o fogo, acrescente a carne moída à panela, adicione os cubos de caldo, o sal, o extrato de tomate e dois copos de 200 mL de água.
	Deixe o molho cozinhando e, em outra panela, adicione 500 mL de água.
	Confira e separe todos os ingredientes necessários em casa: um pacote de macarrão de 500 g, óleo de soja, 500 g de carne moída, sal, duas colheres de sopa de extrato de tomate, uma cebola, dois cubos de caldo de carne, um pacote de queijo ralado e folhas de manjericão a gosto.
	Deixe o macarrão cozinhar até ficar al dente.
	Retire o macarrão da panela, escorra a água com cuidado para não se queimar e coloque-o em uma travessa.

TREINO 10

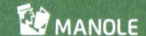 MANOLE

FOLHA DE RESPOSTA (tarefa de casa)

Tarefa para o dia ____/____/_____

Você pode optar por cozinhar um prato salgado, um bolo ou um doce de sua preferência. Lembre-se de seguir as orientações trabalhadas hoje, como categorização e organização (separação dos ingredientes e recipientes) e planejamento, seguindo o passo a passo da receita.

Tente fazer e no próximo encontro conte como foi.

Além disso, ao escolher a receita, escreva:

- Por que você a escolheu?
- Qual o significado que ela tem para você?
- Há alguém ou um momento especial que essa receita te faz lembrar?
- Você pode trazer a receita na próxima semana para fazer uma confraternização em comemoração ao final da primeira parte dos treinos!

SLIDE 10.3

TREINO 10

MANOLE

GABARITO

Nível 1 – Omelete com espinafre

1. Separe a frigideira antiaderente e os ingredientes. Três ovos, uma pitada de sal, duas fatias de queijo, dez folhas de espinafre e um ramo de salsinha.
2. Pique as fatias de queijo, as folhas de espinafre e o ramo de salsinha.
3. Quebre os ovos, coloque-os em um recipiente, bata-os à mão até obter uma consistência homogênea.
4. Adicione aos ovos batidos o queijo, o espinafre e a salsinha, todos já picados. Acrescente também a pitada de sal. Mexa até obter uma mistura.
5. Aqueça a frigideira com um fio de óleo.
6. Quando a frigideira estiver quente, adicione a mistura.
7. Vire a omelete quando sua consistência estiver firme. Deixe dourar a parte de baixo.
8. Sirva-se!

SLIDE 10.4

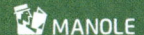

Nível 2 – Macarrão à bolonhesa

1. Confira e separe todos os ingredientes necessários em casa: um pacote de macarrão de 500 g, óleo de soja, 500 g de carne moída, sal, duas colheres de sopa de extrato de tomate, uma cebola, dois cubos de caldo de carne, um pacote de queijo ralado e folhas de manjericão a gosto.

2. Separe os recipientes (uma panela para o cozimento do macarrão e outra para o molho).

3. Pique a cebola em cubos e refogue-a em uma panela com óleo quente até dourar, mexendo para não queimar.

4. Reduza o fogo, acrescente a carne moída à panela, adicione os cubos de caldo, o sal, o extrato de tomate e dois copos de 200 mL de água.

5. Mexa até misturar bem todos os ingredientes na panela.

6. Deixe cozinhar por aproximadamente 40 minutos em fogo brando com a panela semitampada.

7. Lembre-se de mexer o molho em alguns momentos durante o cozimento, para não grudar no fundo da panela.

8. Deixe o molho cozinhando e, em outra panela, adicione 500 mL de água.

9. Quando a água da panela estiver quente, adicione o macarrão e um fio de óleo para que fique mais soltinho.

10. Deixe o macarrão cozinhar até ficar al dente.

11. Retire o macarrão da panela e coloque-o em uma travessa.

12. Acrescente o molho sobre o macarrão, já na travessa.

13. Distribua o queijo ralado uniformemente sobre o molho.

14. E, para finalizar, use folhas de manjericão para decorar.

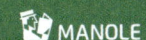

Fim, e agora?

Parabéns, vocês conseguiram, completaram a sequência de treinos que preparamos para vocês. Esperamos que vocês tenham gostado de exercitar o seu cérebro, porque esse não deve ser o fim do trabalho, mas o começo...

Não existe uma receita certa que garante saúde, mas existem maneiras de ajudar a "sorte". Estimular o cérebro deve fazer parte da sua vida agora, pois já sabemos que atividade mental e física ajuda a manter um estado de saúde geral e promove qualidade de vida.

A saúde do cérebro deve caminhar junto com a saúde do corpo. É importante manter uma dieta saudável e fazer atividades físicas, sociais e ocupacionais. Incluam na sua rotina do dia a dia atividades que lhes interessem e motivem: mantenham algum hobbie, vão ao cinema e ao teatro, dancem, façam ginástica, passeiem no parque, coloquem jogos na sua rotina (p. ex., sudoku, jogo da memória e dos 7 erros, dominó), leiam algo diferente do que vocês estão acostumados, ajudem seu neto com o dever de casa e assim por diante.

(continua)

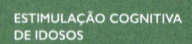

ESTIMULAÇÃO COGNITIVA
DE IDOSOS

TREINO 10

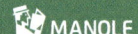

MANOLE

(continuação)

Lembrem-se de tudo que aprenderam com o manual e continuem exercitando a sua mente. No final do dia, tentem reviver mentalmente tudo que vocês fizeram durante o dia, isso lhes ajudará a consolidar na memória o que vocês vivenciaram.

Exercitem e tornem cada vez mais consciente a sua capacidade de prestar atenção, isso lhes ajudará a registrar, consolidar na memória. Procurem um local silencioso para ler, escrever e fazer atividades importantes, para evitar que estímulos, como barulho, atrapalhem a atenção e a concentração, prejudicando a capacidade de compreender e memorizar conteúdos.

Organizem-se, mantenham uma rotina de horário para fazer suas atividades diárias: acordar, se arrumar, comer, tomar os medicamentos e assim por diante. Determinem os dias em que vocês cuidarão do jardim e farão compras, por exemplo. Guardem seus objetos pessoais de uso cotidiano (p. ex., óculos, bolsa, carteira, chaves) sempre no mesmo local, para que possam ser encontrados facilmente. Assim, vocês economizarão energia para processar novas informações.

Durmam bem, dividam as atividades em etapas e evitem fazer várias coisas ao mesmo tempo. Façam novos amigos, conversem com o vizinho, brinquem com o seu neto, enfim, divirtam-se durante o trajeto da vida e boa sorte.

SLIDE 10.7

ESTIMULAÇÃO COGNITIVA
DE IDOSOS

TREINO 11

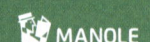

MANOLE

CENA 1

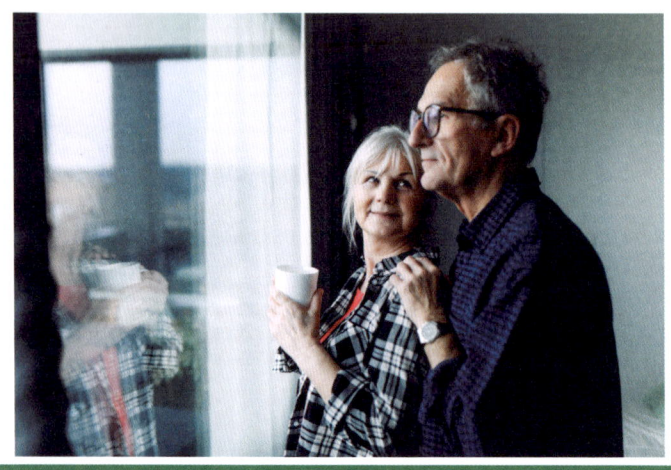

SLIDE 11.1

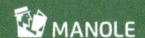

FOLHA DE REGISTRO DAS RESPOSTAS (Cena 1)

1. Qual a cor da camiseta por baixo da blusa da mulher?

2. O homem estava usando relógio?

3. A mulher estava usando relógio?

4. O homem estava usando óculos?

5. A mulher estava usando óculos?

6. Qual a cor da xícara?

7. Quem estava segurando a xícara?

8. De quem é o reflexo que aparece na janela: do homem, da mulher ou dos dois?

 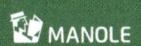

CENA 2

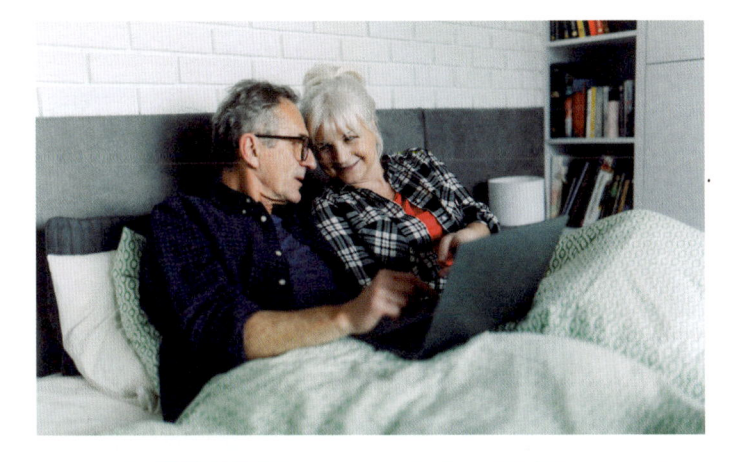

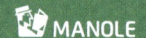

FOLHA DE REGISTRO DAS RESPOSTAS (Cena 2)

1. Qual a cor da camiseta por baixo da camisa do homem?

2. Quantos travesseiros brancos aparecem na foto?

3. Em quantos travesseiros o homem está se apoiando?

4. Em quantos travesseiros o homem se apoia?

5. Qual a cor da parede atrás da cama?

6. O homem está usando óculos?

7. O que se encontra na estante no canto do quarto?

8. O homem está de relógio nessa cena?

9. Qual a cor da camiseta por baixo da camisa da mulher?

10. O homem está usando aliança?

SLIDE 11.4

 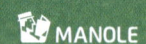

CENA 3

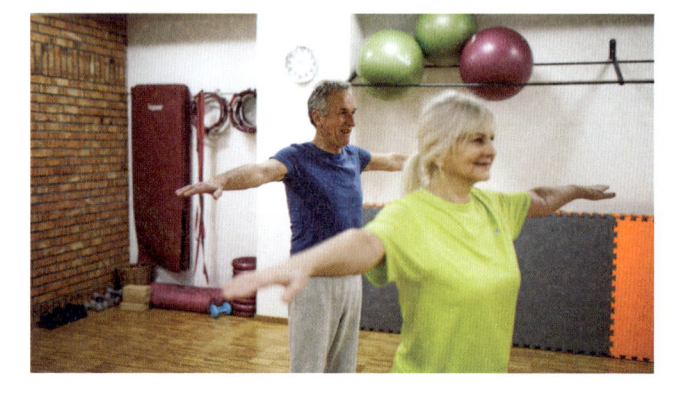

SLIDE 11.5

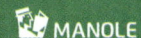

FOLHA DE REGISTRO DAS RESPOSTAS (Cena 3)

1. A cor da camiseta do homem era azul?

2. A cor da camiseta da mulher era vermelha?

3. A cor da calça do homem era azul?

4. Quantas bolas estão suspensas na parede?

5. Qual a cor das bolas na parede?

6. A parede ao fundo da sala é de tijolos?

7. O chão da sala é branco?

8. Há quantos tapetes encostados na parede?

9. Qual a cor dos tapetes encostados na parede?

10. O casal está de relógio nessa cena?

11. O casal está usando óculos nessa cena?

12. Existe um relógio na sala, onde ele está localizado?

 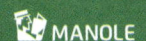

Gabarito – Reconhecimento de cenas

Cena 1

1 – Vermelha; 2 – Sim; 3 – Não; 4 – Sim; 5 – Não; 6 – Branca;
7 – A mulher; 8 – Da mulher.

Cena 2

1 – Azul; 2 – Um; 3 – Dois; 4 – Dois; 5 – Branca; 6 – Sim; 7 – Livros;
8 – Não; 9 – Vermelha; 10 – Não.

Cena 3

1 – Sim; 2 – Não; 3 – Não; 4 – 3; 5 – Verde; 6 – Sim; 7 – Não;
8 – Dois; 9 – Cinza e laranja; 10 – Não; 11 – Não; 12 – Sim, na parede.

ALFABETO EM CÓDIGO

Utilize o alfabeto em código a seguir para fazer o treino e para tarefa de casa. Para a escrita em código, ignore acentuação e sinais auxiliares do português, como cê-cedilha e til.

A	B	C	D	E	F	G	H	I	J	K	L	M
□	∪	∅	+	%	>	°	$	↑	/	#	–	♥

N	O	P	Q	R	S	T	U	V	X	Z
‖	:	@	¢	∧	]	●	×	⊥	?	!

SLIDE 12.1

Folha de resposta – treino escrita em código (Parte 1)

Escreva os nomes solicitados em português com letra de forma, como o exemplo. Depois, reescreva cada nome em código, como o exemplo:

Nome (exemplo): Cássio Bottino

Código ∅ □]] ↑ :   ∪ : ● ● ↑ ‖ :

Seu nome

Código

Nome do mediador

Código

Nome

Código

Nome

Código

SLIDE 12.2

Parte 2 (individual)

Data _____/_____/_____

Decifre os códigos a seguir. Estimule a sua memória e evite olhar o código. Desafie você mesmo, faça o mais rápido que puder.

☐ ♥ : ∧ | Tempo:

_____

∅ : ° ‖ ↑ ∅ ☐ : | Tempo:

_____

%] ● ↑ ♥ ✕ – ☐ ∧ | Tempo:

_____

ESTIMULAÇÃO COGNITIVA
DE IDOSOS | TREINO 12 | MANOLE

Parte 2 (grupo)

Data _____/_____/_____

Escreva o nome do seu grupo em código bem grande, de forma que fique fácil para seus colegas entenderem.

FOLHA DE RESPOSTA (tarefa de casa)

Tarefa para o dia ____/____/_____

Treino em código

A tarefa do treino de escrita em código está relacionada com a tarefa de memorizar nomes. Escreva os dois novos nomes que você memorizou durante a semana em forma de código, conforme o exemplo.

Nome (exemplo): _Cássio Bottino_____

Código _____Ø □]] ↑ :   ∪ : ● ● ↑ ‖ :_____

Nome _____

Código _____

Nome _____

Código _____

SLIDE 12.5

Gabarito

Parte 2 (individual)

1. Amor.

2. Cognição.

3. Estimular.

SLIDE 12.6

TREINO DAS FLORES
(nível 1 – lista 1)

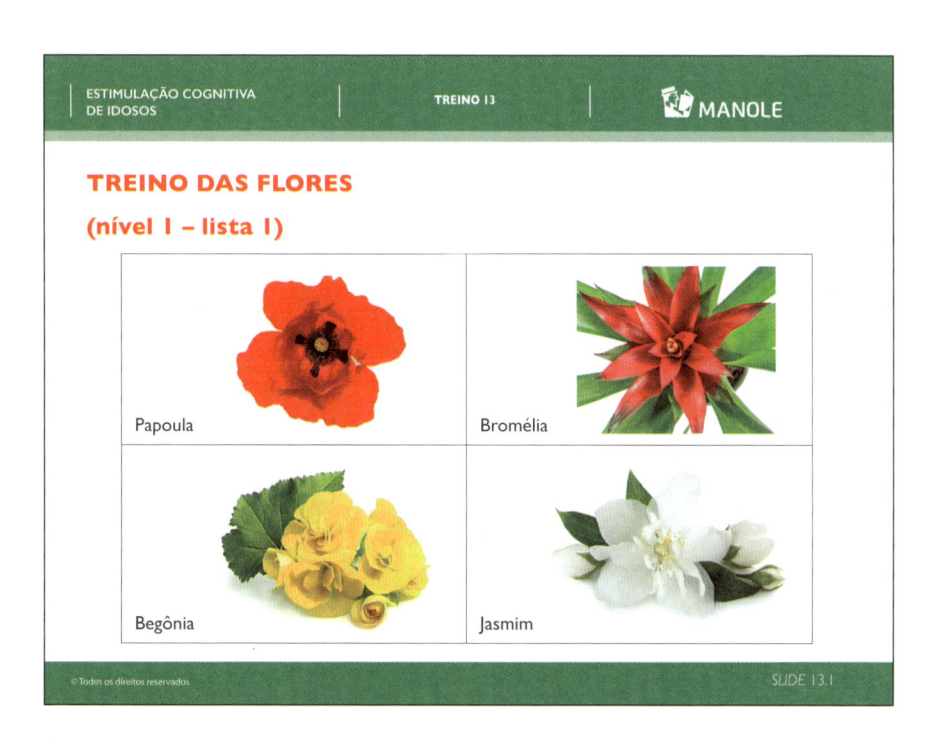

Papoula

Bromélia

Begônia

Jasmim

Nível 1

Data ____/____/_____

Treino das flores – operações matemáticas (lista 1)

$34 + 4 - 4 =$

$26 \times 2 =$

$15 + 5 - 6 =$

Treino das flores – registro (lista 1)

Lembra-se da lista de flores que você viu anteriormente? Olhe atentamente a lista de reconhecimento e escreva a seguir o nome das flores que estavam na lista 1:

_____

_____

_____

_____

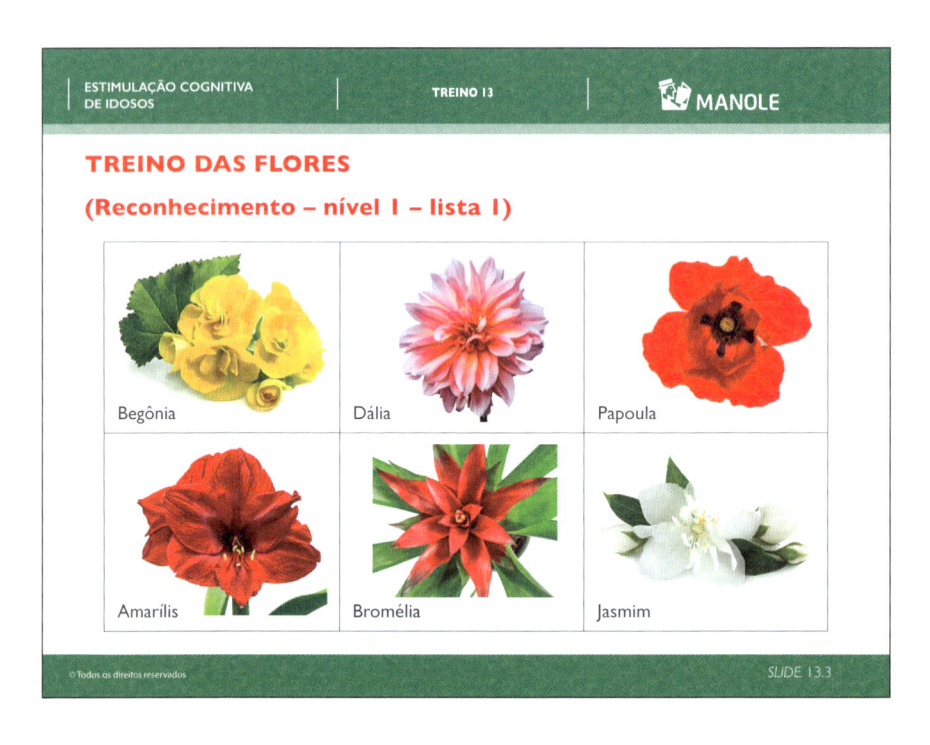

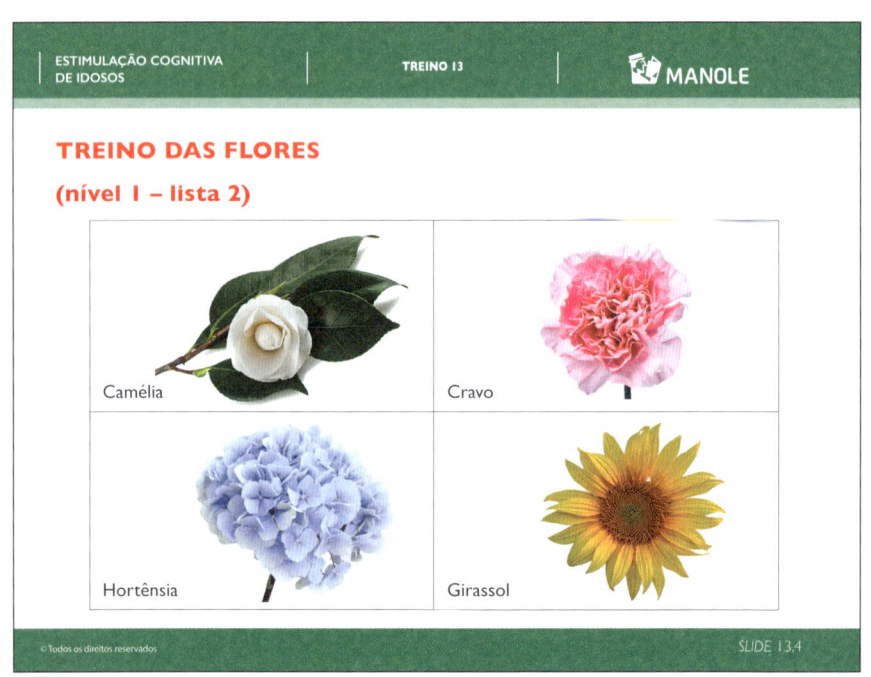

Nível 1

Data ____/____/_____

Treino das flores – operações matemáticas (lista 2)

$10 + (5 \times 2) =$

$5 + 5 + 54 =$

$3 - 3 \times 2 =$

Treino das flores – registro (lista 2)

Lembra-se da lista de flores que você viu anteriormente? Olhe atentamente a lista de reconhecimento e escreva a seguir o nome das flores que estavam na lista 2:

_____

_____

_____

_____

TREINO DAS FLORES

(Reconhecimento – nível 1 – lista 2)

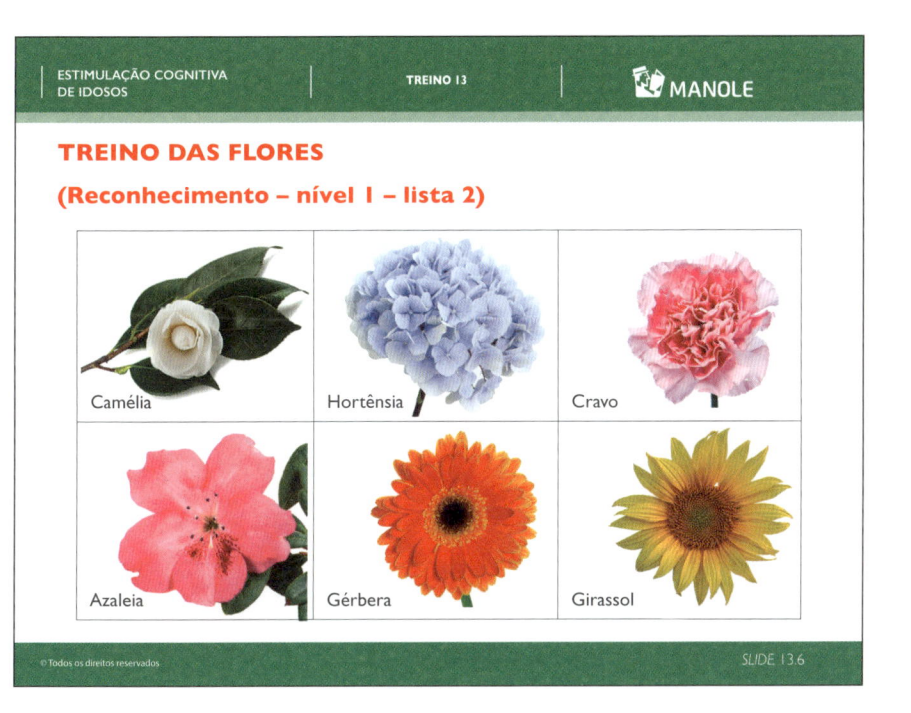

Camélia | Hortênsia | Cravo

Azaleia | Gérbera | Girassol

TREINO DAS FLORES
(nível 1 – lista 3)

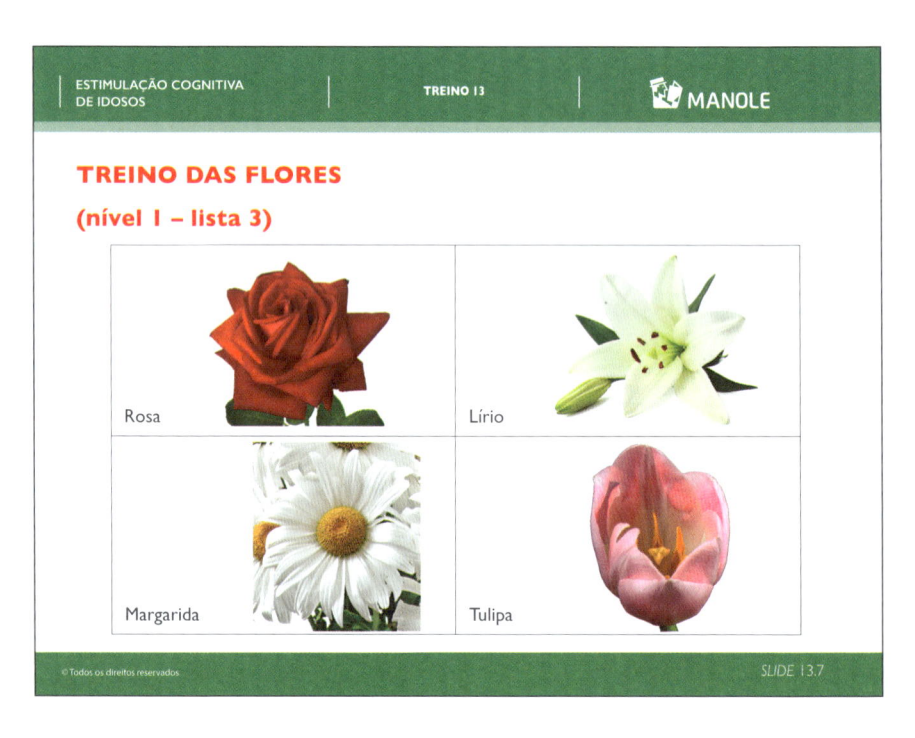

Rosa

Lírio

Margarida

Tulipa

SLIDE 13.7

Nível 1

Data ____/____/_____

Treino das flores – operações matemáticas (lista 3)

$6 + 3 - 1 =$

$10 + 10 + 1 =$

$5 - 3 + 5 =$

Treino das flores – registro (lista 3)

Lembra-se da lista de flores que você viu anteriormente? Olhe atentamente a lista de reconhecimento e escreva a seguir o nome das flores que estavam na lista 3:

_____

_____

_____

_____

SLIDE 13.8

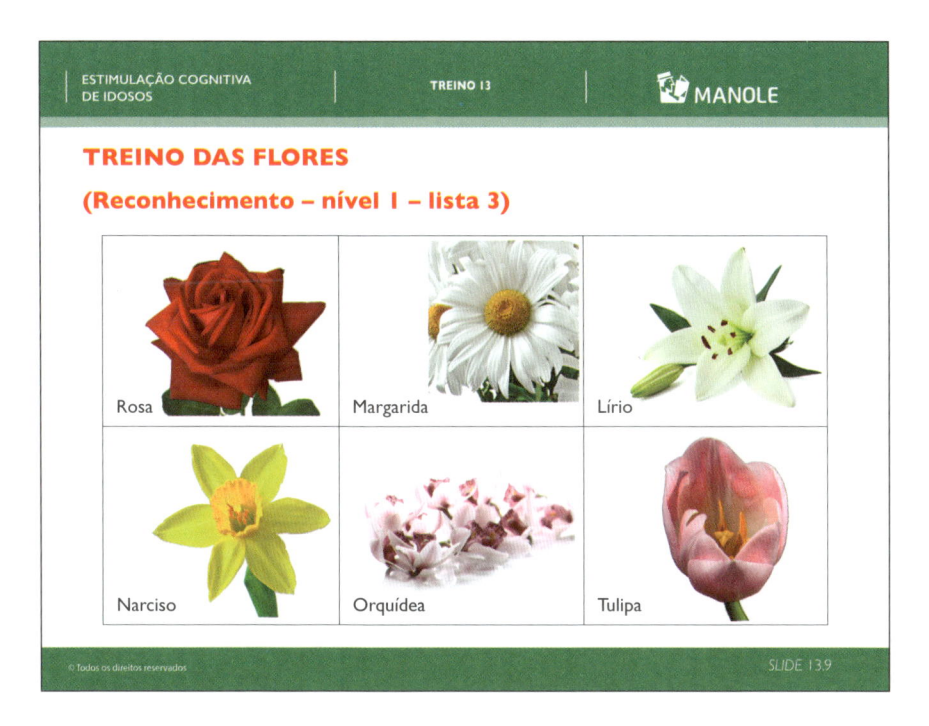

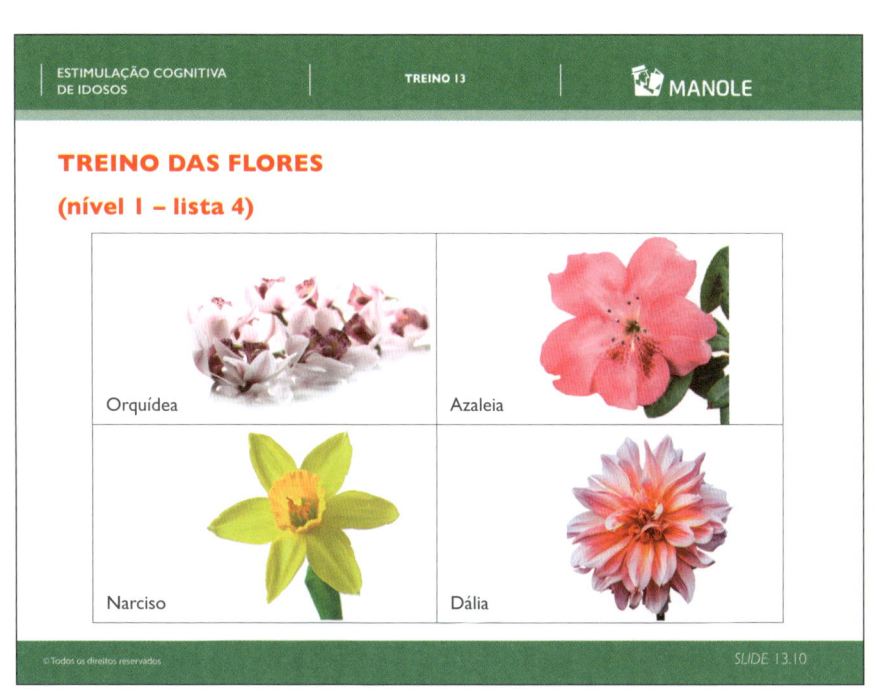

Nível 1

Data ____/____/_____

Treino das flores – operações matemáticas (lista 4)

$10 - 5 + 4 =$

$15 \times 2 =$

$3 + 2 + 3 =$

Treino das flores – registro (lista 4)

Lembra-se da lista de flores que você viu anteriormente? Olhe atentamente a lista de reconhecimento e escreva a seguir o nome das flores que estavam na lista 4:

_____

_____

_____

_____

SLIDE 13.11

TREINO DAS FLORES

(Reconhecimento – nível 1 – lista 4)

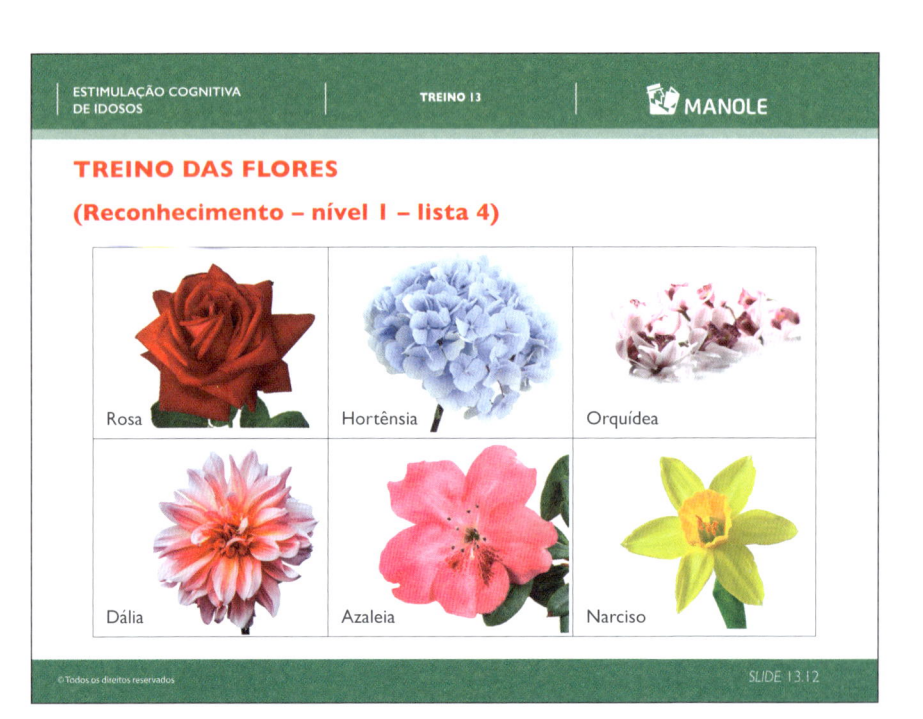

SLIDE 13.12

TREINO DAS FLORES

(Nível 2 – lista 1)

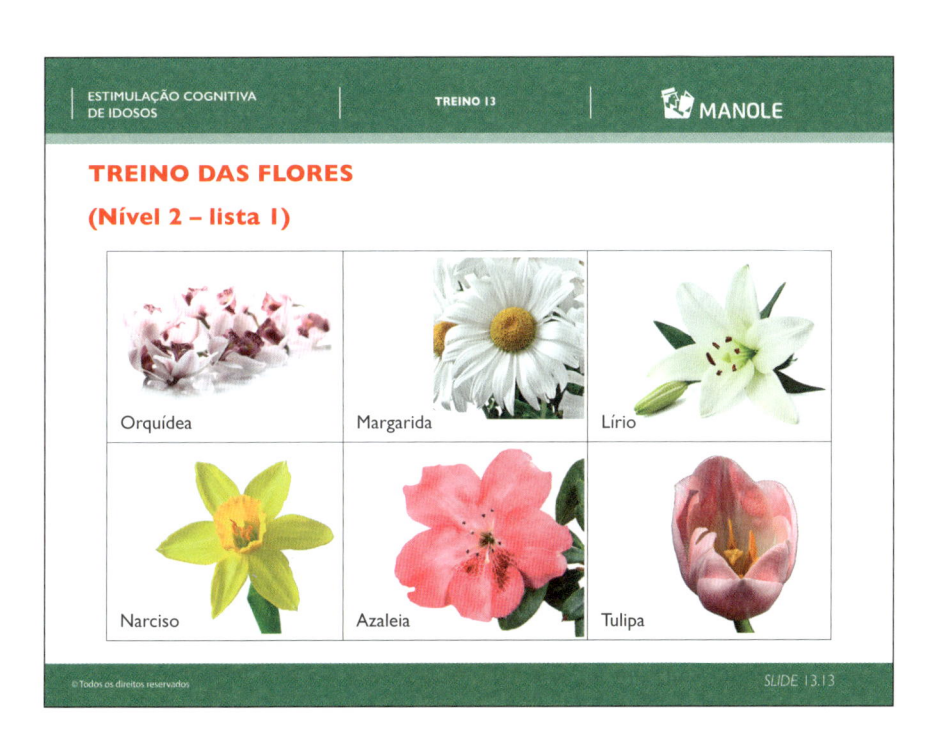

Orquídea	Margarida	Lírio
Narciso	Azaleia	Tulipa

SLIDE 13.13

Nível 2

Data ____/____/_____

Treino das flores – operações matemáticas (lista 1)

34 + 1 – 4 =

20 x 2 =

15 + 4 – 6 =

Treino das flores – registro (lista 1)

Lembra-se da lista de flores que você viu anteriormente? Olhe atentamente a lista de reconhecimento e escreva a seguir o nome das flores que estavam na lista 1:

_____

_____

_____

_____

SLIDE 13.14

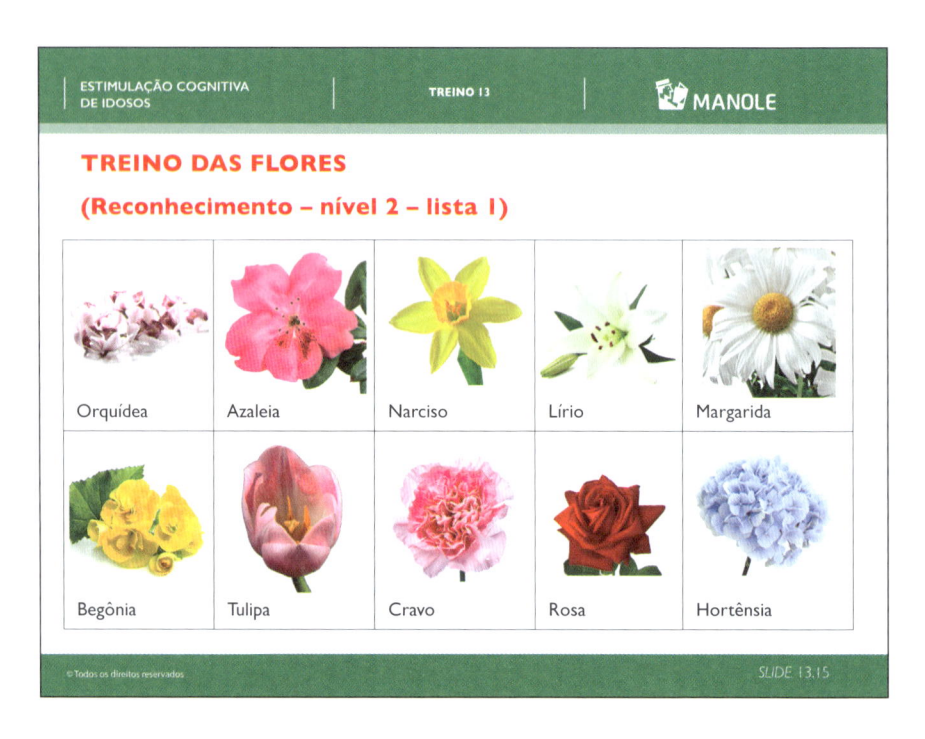

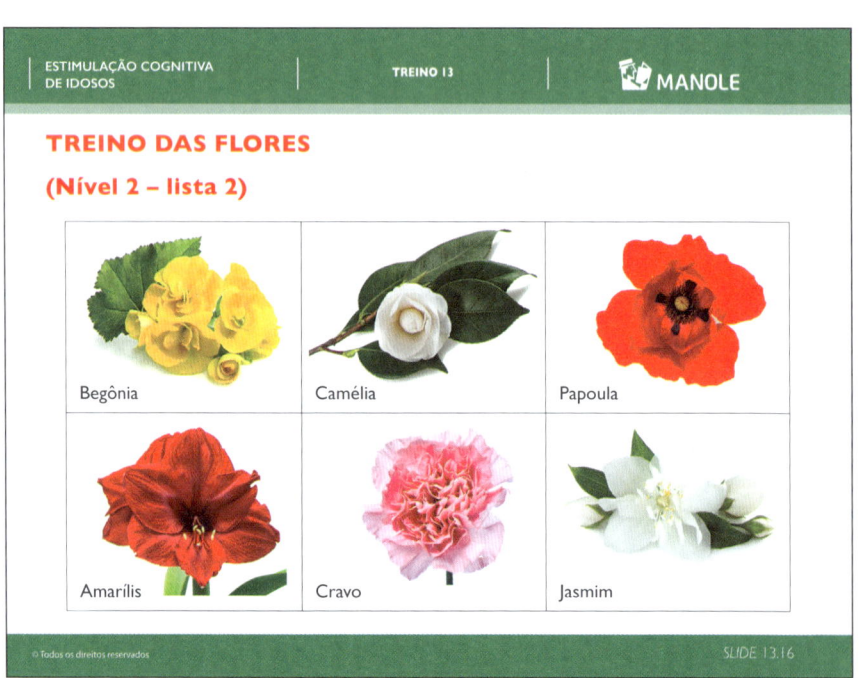

Nível 2

Data ____/____/_____

Treino das flores – operações matemáticas (lista 2)

$10 + (5 \times 1) =$

$5 + 5 + 50 =$

$5 - 3 \times 2 =$

Treino das flores – registro (lista 2)

Lembra-se da lista de flores que você viu anteriormente? Olhe atentamente a lista de reconhecimento e escreva a seguir o nome das flores que estavam na lista 2:

_____

_____

_____

_____

TREINO DAS FLORES

(Reconhecimento – nível 2 – lista 2)

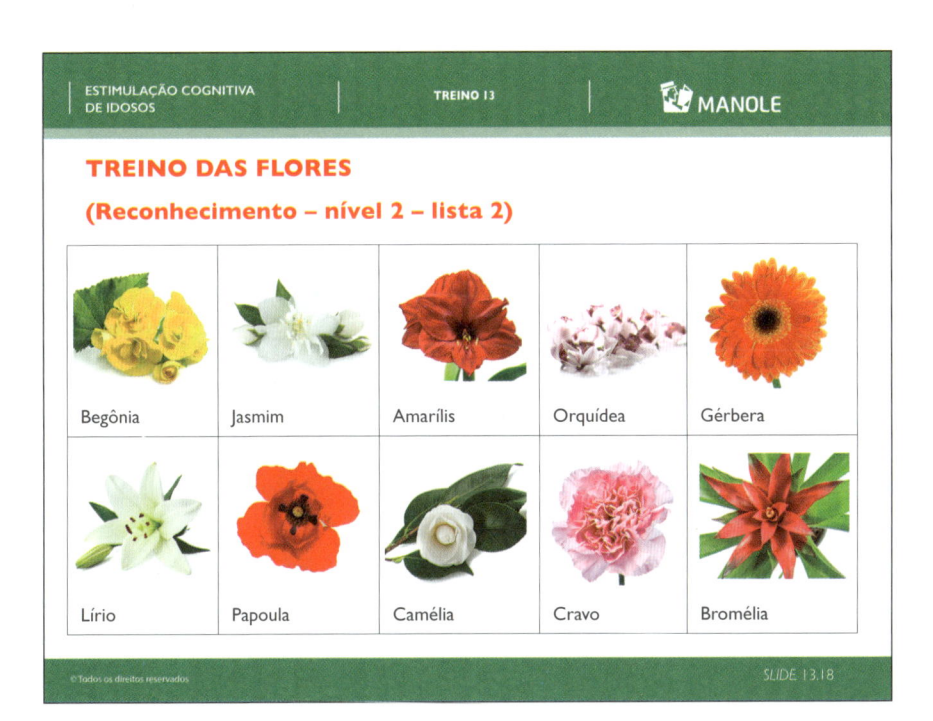

Begônia	Jasmim	Amarílis	Orquídea	Gérbera
Lírio	Papoula	Camélia	Cravo	Bromélia

TREINO DAS FLORES

(Nível 2 – lista 3)

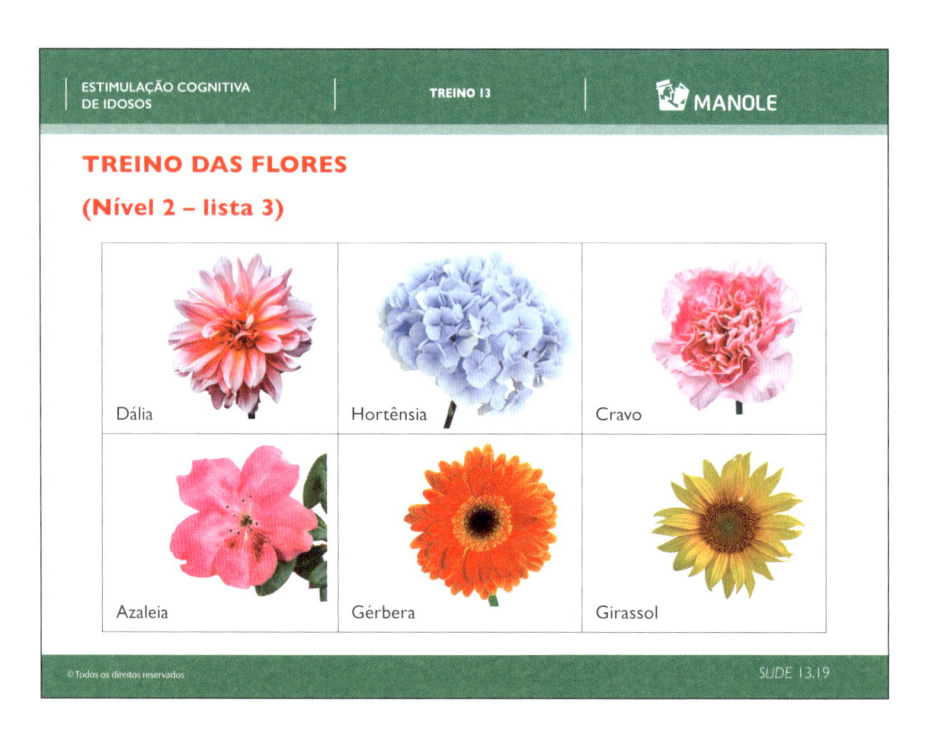

Dália	Hortênsia	Cravo
Azaleia	Gérbera	Girassol

SLIDE 13.19

Nível 2

Data ____/____/_____

Treino das flores – operações matemáticas (lista 3)

$14 + 4 + 4 =$

$(10 \times 2) - 10 =$

$15 + 5 - 8 =$

Treino das flores – registro (lista 3)

Lembra-se da lista de flores que você viu anteriormente? Olhe atentamente a lista de reconhecimento e escreva a seguir o nome das flores que estavam na lista 3:

_____

_____

_____

_____

SLIDE 13.20

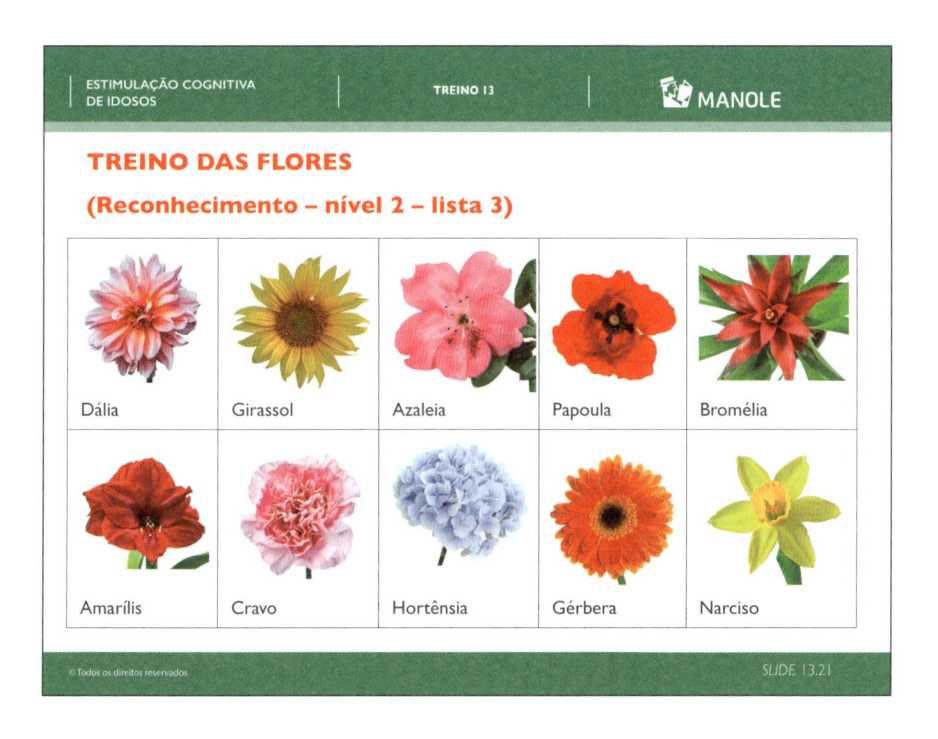

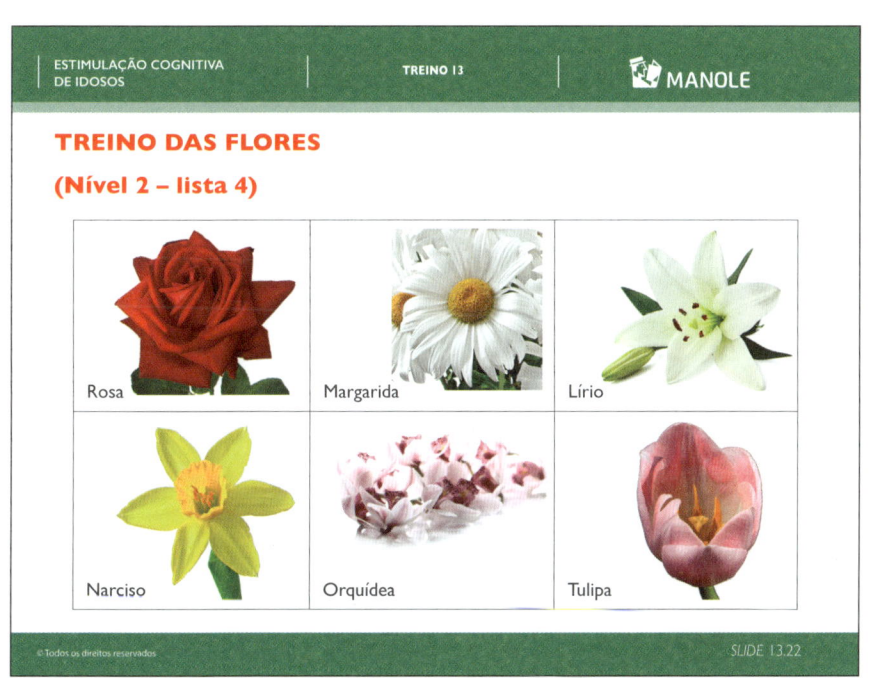

Nível 2

Data ____/____/_____

Treino das flores – operações matemáticas (lista 4)

15 + 4 – 4 =

(2 × 2) – 1 =

11 + 5 – 6 =

Treino das flores – registro (lista 4)

Lembra-se da lista de flores que você viu anteriormente? Olhe atentamente a lista de reconhecimento e escreva a seguir o nome das flores que estavam na lista 4:

_____

_____

_____

_____

SLIDE 13.23

TREINO DAS FLORES

(Reconhecimento – nível 2 – lista 4)

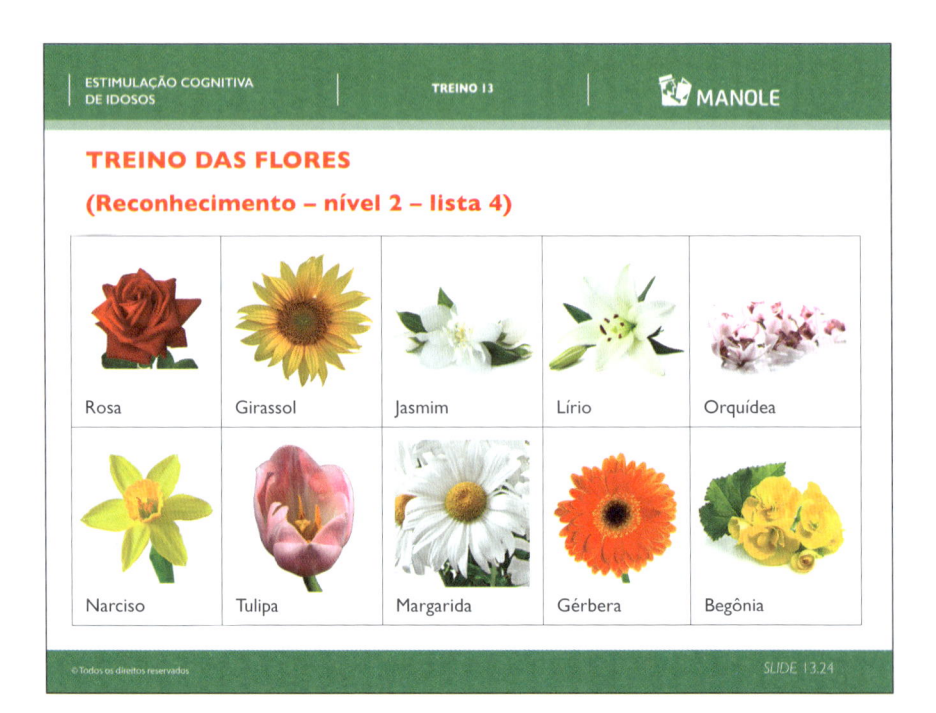

Rosa	Girassol	Jasmim	Lírio	Orquídea
Narciso	Tulipa	Margarida	Gérbera	Begônia

SLIDE 13.24

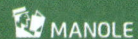

TREINO DAS FLORES (tarefa de casa)

Tarefa para o dia ____/____/_____

Repita a tarefa realizada durante a consulta, utilizando as pranchas com flores. Tente observar se foi mais fácil realizar a tarefa pela segunda vez. Caso isso tenha acontecido, é sinal de que ocorreu um processo de aprendizagem. Quanto mais treinamos, mais memorizamos as informações.

 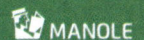

Gabarito

Treino das flores

Nível 1			
Lista 1	Lista 2	Lista 3	Lista 4
Papoula	Camélia	Rosa	Orquídea
Begônia	Hortênsia	Margarida	Narciso
Bromélia	Cravo	Lírio	Azaleia
Jasmim	Girassol	Tulipa	Dália

Nível 2			
Lista 1	Lista 2	Lista 3	Lista 4
Orquídea	Begônia	Dália	Rosa
Narciso	Amarílis	Azaleia	Narciso
Margarida	Camélia	Hortênsia	Margarida
Azaleia	Cravo	Gérbera	Orquídea
Lírio	Papoula	Cravo	Lírio
Tulipa	Jasmim	Girassol	Tulipa

Operações matemáticas

Nível 1			
	Operação 1	Operação 2	Operação 3
Lista 1	34	52	14
Lista 2	20	64	0
Lista 3	8	21	7
Lista 4	9	30	8

Nível 2			
	Operação 1	Operação 2	Operação 3
Lista 1	31	40	13
Lista 2	15	60	4
Lista 3	22	10	12
Lista 4	15	3	10

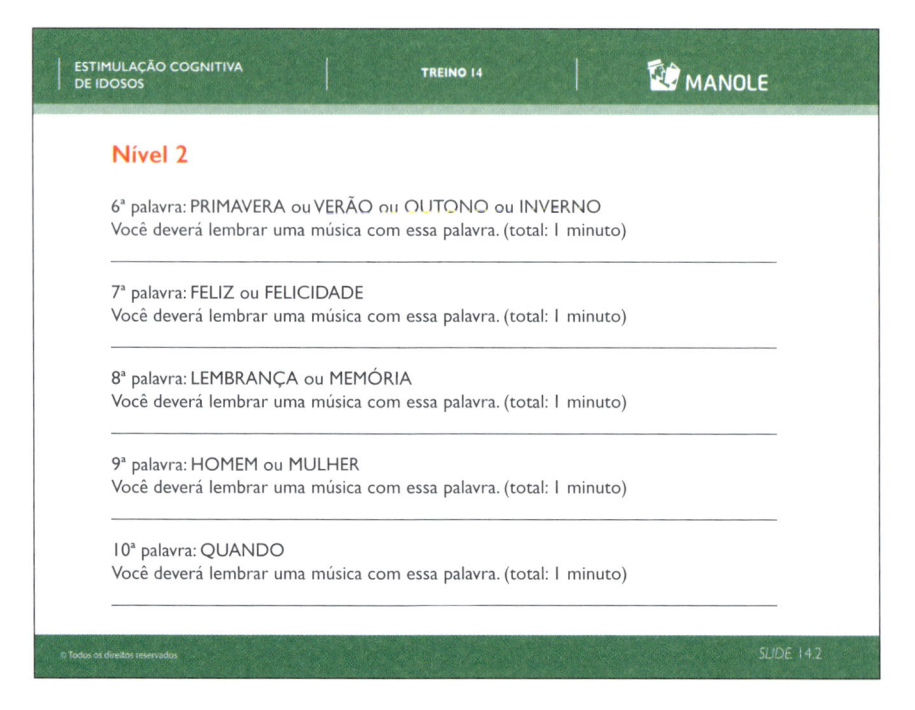

Nível 1

1ª palavra: EU
Você deverá lembrar duas músicas com essa palavra. (total: 2 minutos)

2ª palavra: CORAÇÃO
Você deverá lembrar duas músicas com essa palavra. (total: 2 minutos)

3ª palavra: AMOR ou AMEI
Você deverá lembrar duas músicas com essa palavra. (total: 2 minutos)

4ª palavra: BRANCO ou BRANCA
Você deverá lembrar uma música com essa palavra. (total: 1 minuto)

5ª palavra: ESTRADA ou CAMINHO
Você deverá lembrar uma música com essa palavra. (total: 1 minuto)

SLIDE 14.1

Nível 2

6ª palavra: PRIMAVERA ou VERÃO ou OUTONO ou INVERNO
Você deverá lembrar uma música com essa palavra. (total: 1 minuto)

7ª palavra: FELIZ ou FELICIDADE
Você deverá lembrar uma música com essa palavra. (total: 1 minuto)

8ª palavra: LEMBRANÇA ou MEMÓRIA
Você deverá lembrar uma música com essa palavra. (total: 1 minuto)

9ª palavra: HOMEM ou MULHER
Você deverá lembrar uma música com essa palavra. (total: 1 minuto)

10ª palavra: QUANDO
Você deverá lembrar uma música com essa palavra. (total: 1 minuto)

SLIDE 14.2

Treino de memória musical em inglês (optativo)

1ª palavra: YOU
Você deverá lembrar duas músicas com essa palavra. (total: 2 minutos)

_____
_____

2ª palavra: HEART
Você deverá lembrar duas músicas com essa palavra. (total: 2 minutos)

_____
_____

3ª palavra: LOVE
Você deverá lembrar duas músicas com essa palavra. (total: 2 minutos)

_____
_____

4ª palavra: FRIEND
Você deverá lembrar uma música com essa palavra. (total: 1 minuto)

_____

5ª palavra: TAKE
Você deverá lembrar uma música com essa palavra. (total: 1 minuto)

_____

6ª palavra: MUSIC ou SONG
Você deverá lembrar uma música com essa palavra. (total: 1 minuto)

_____

7ª palavra: MEMORY ou REMEMBER
Você deverá lembrar uma música com essa palavra. (total: 1 minuto)

_____

8ª palavra: WHO ou WHY
Você deverá lembrar uma música com essa palavra. (total: 1 minuto)

_____

FOLHA DE RESPOSTA (tarefa de casa)

Tarefa para o dia ____/____/_____

Escolha uma música que traga uma lembrança boa. Pode ser uma lembrança específica (como a música que tocou em seu casamento) ou geral (como uma música que marcou um período de sua vida). Se conseguir, traga a música, ou a letra, para compartilhar.

Caso não consiga pensar em uma música, pense em qualquer outro estímulo (um cheiro, um objeto da casa, uma fotografia) que contenha memória afetiva para você e traga a história desse estímulo na semana seguinte.

SLIDE 14.5

BOLOS

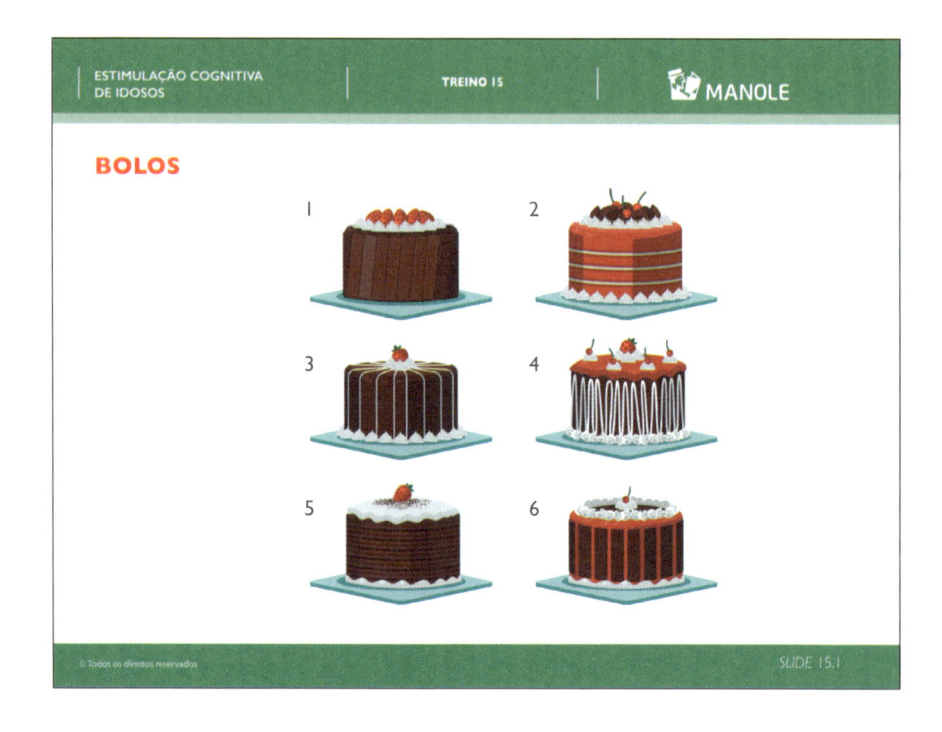

SLIDE 15.1

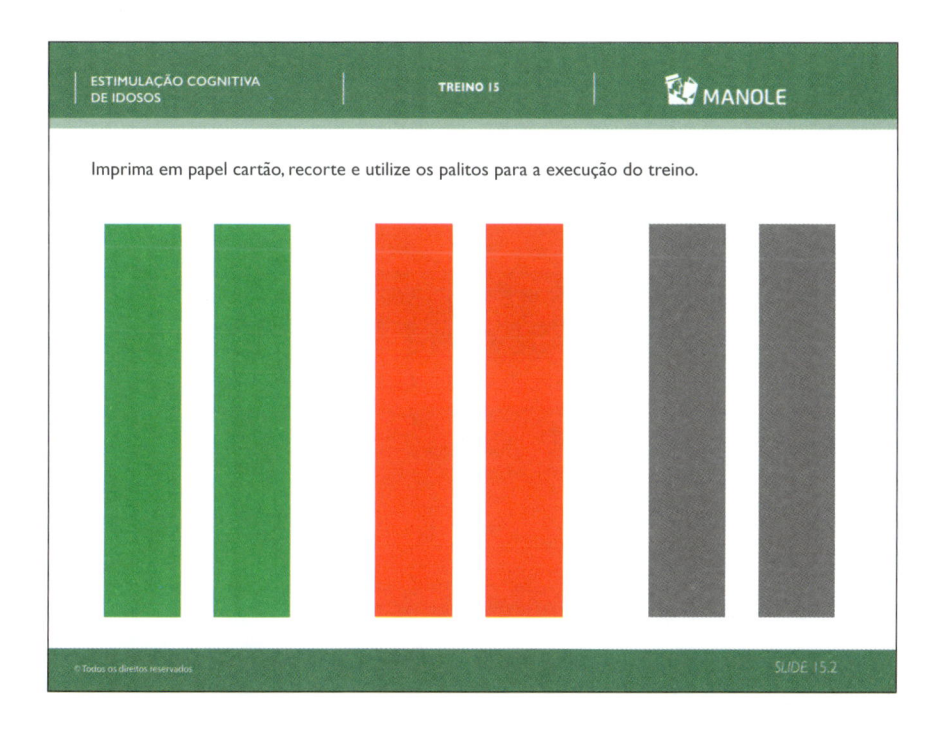

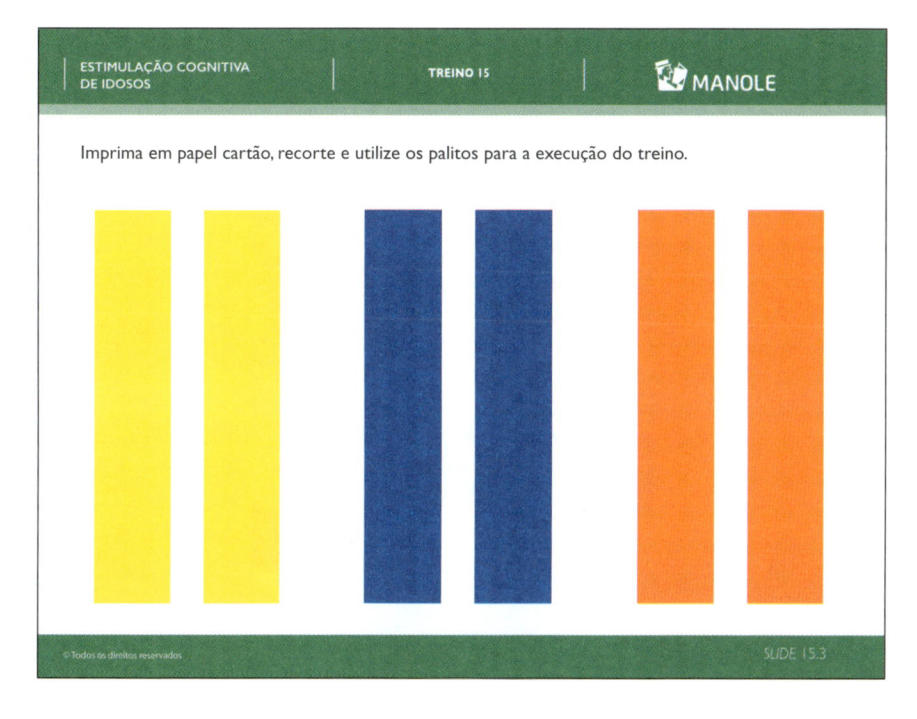

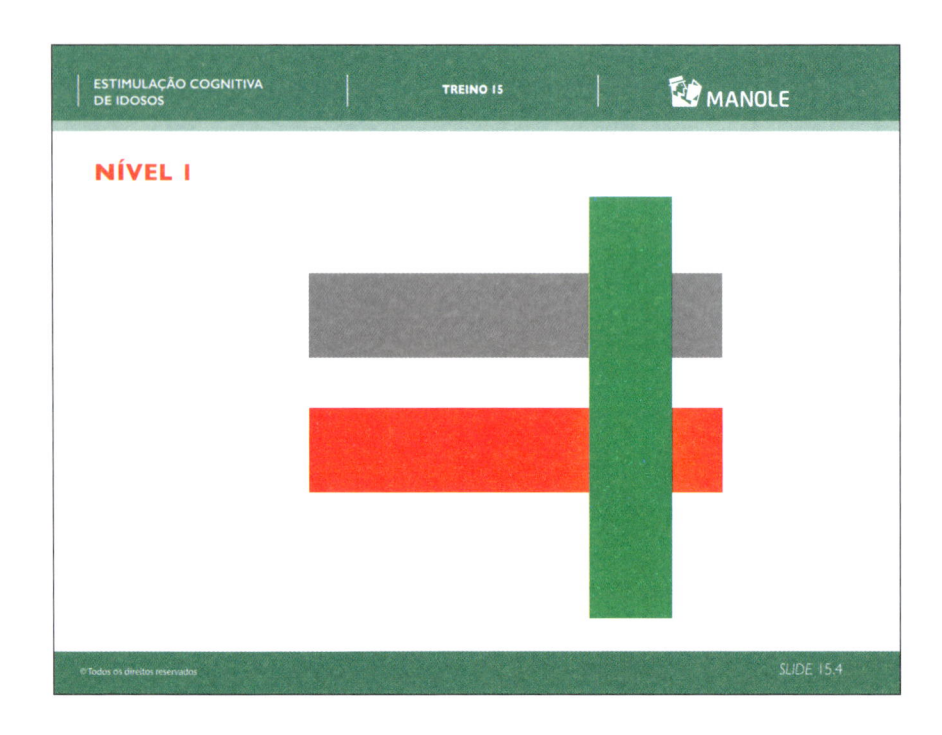

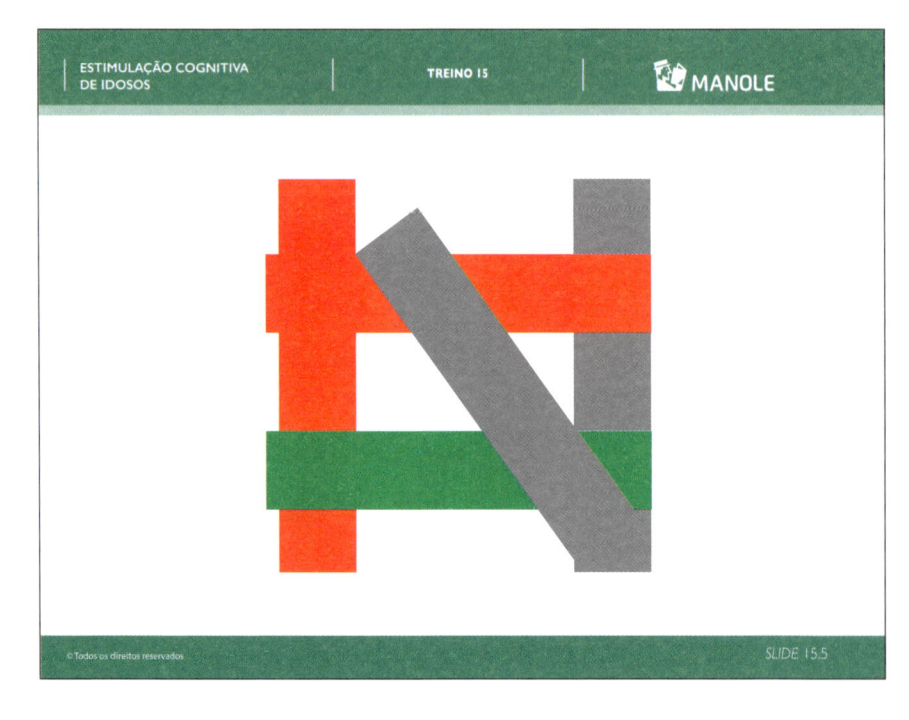

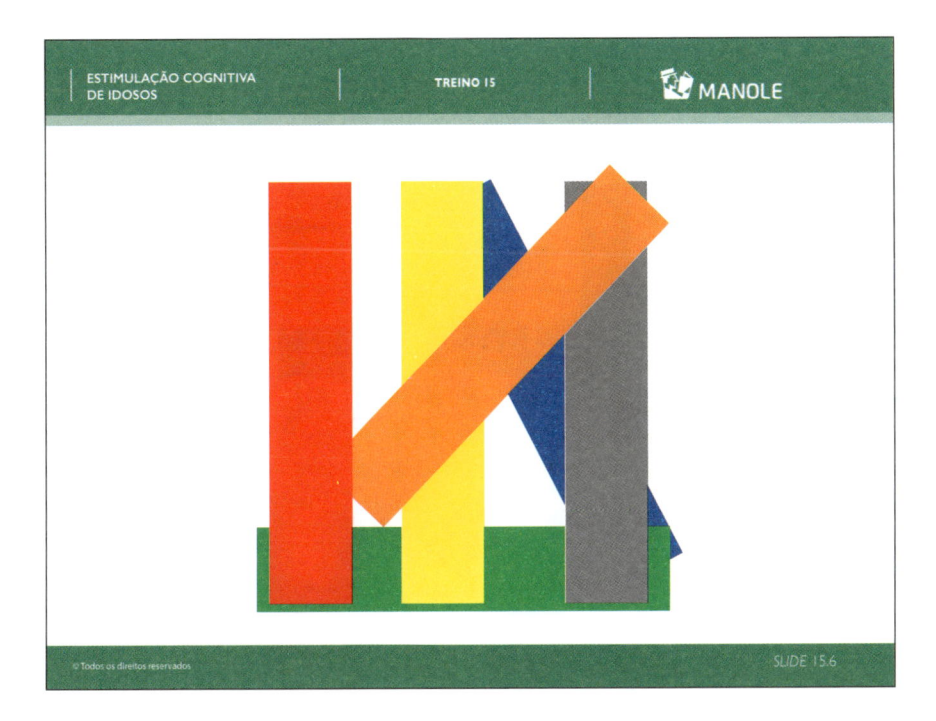

SLIDE 15.6

NÍVEL 2

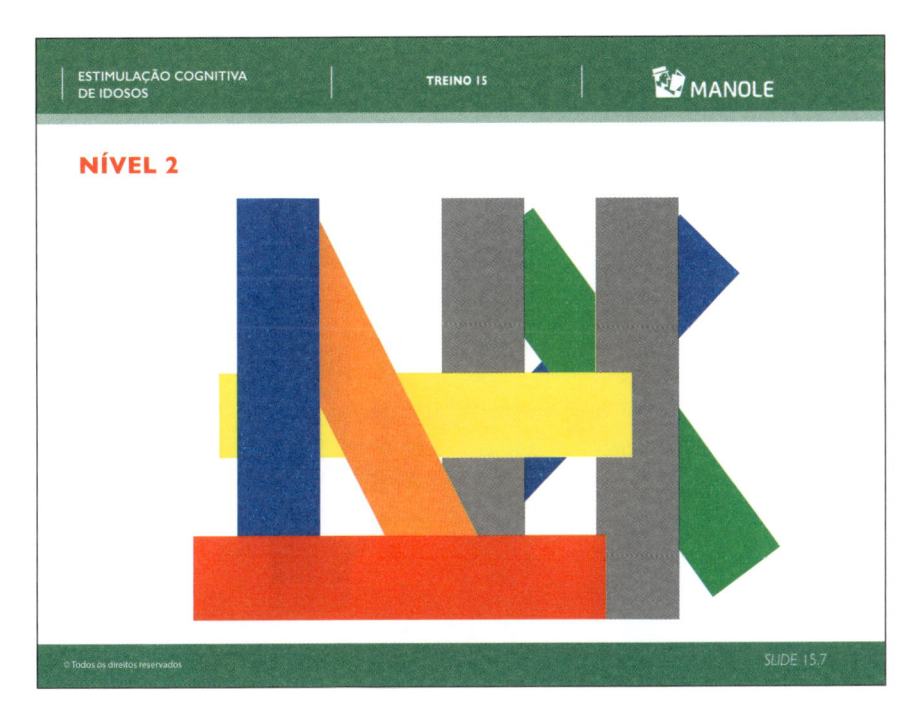

SLIDE 15.7

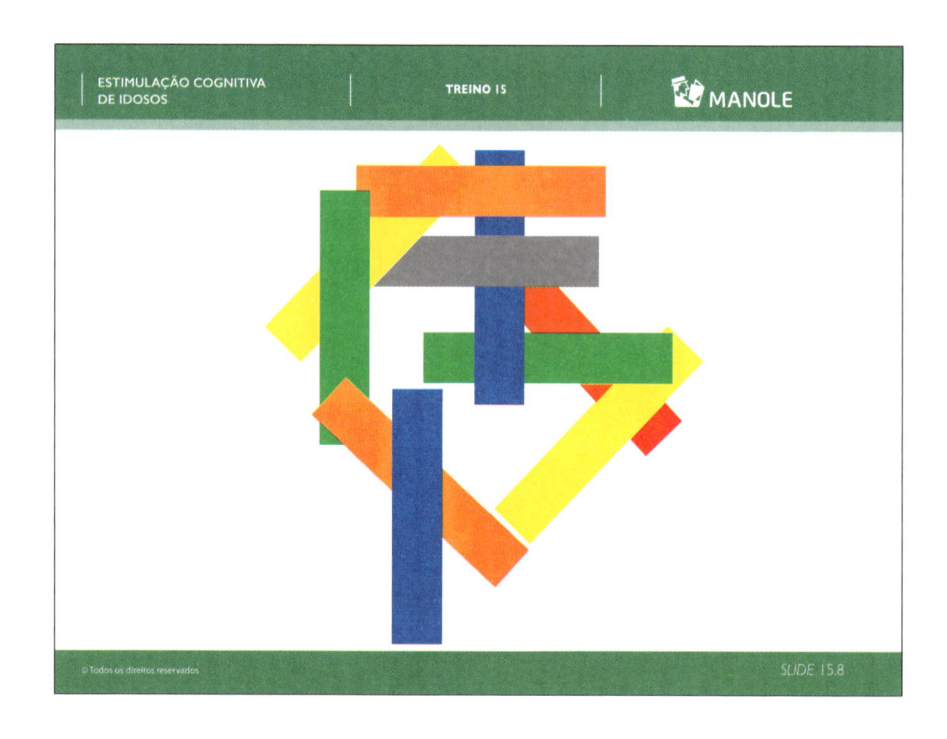

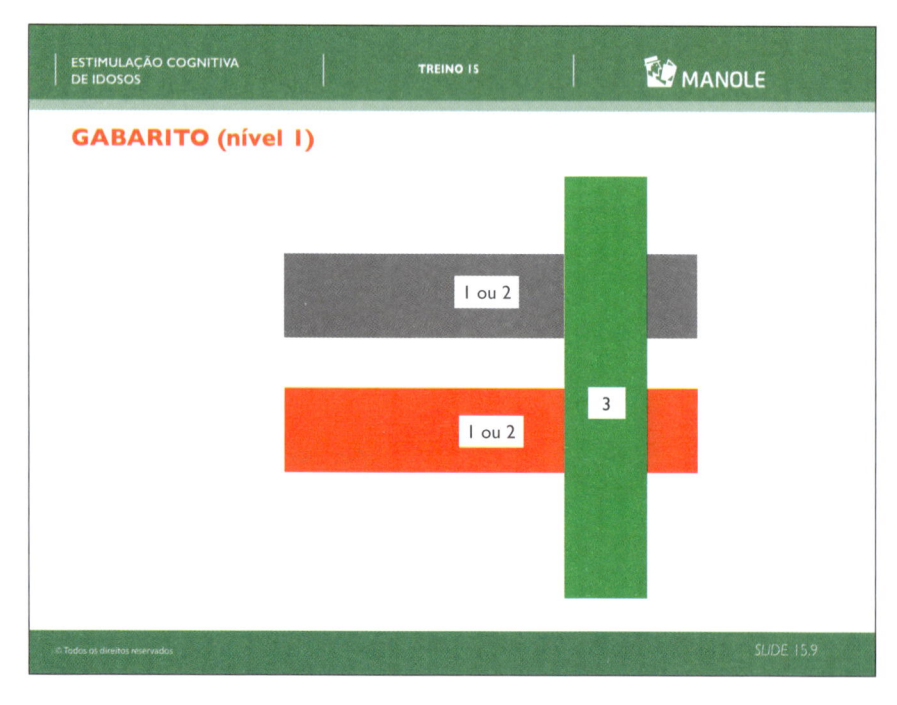

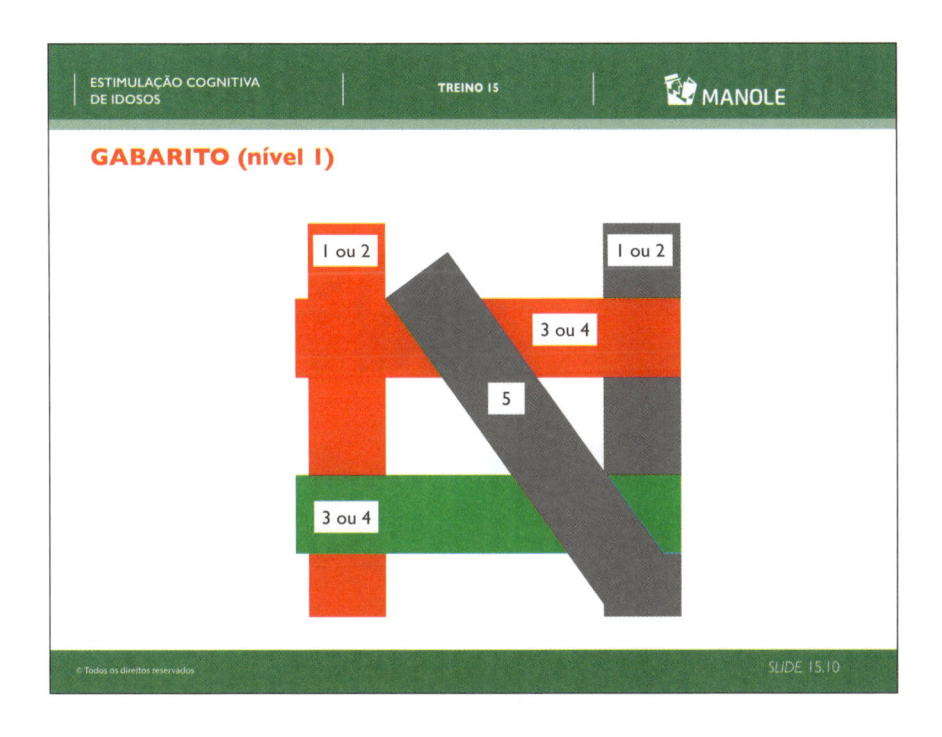

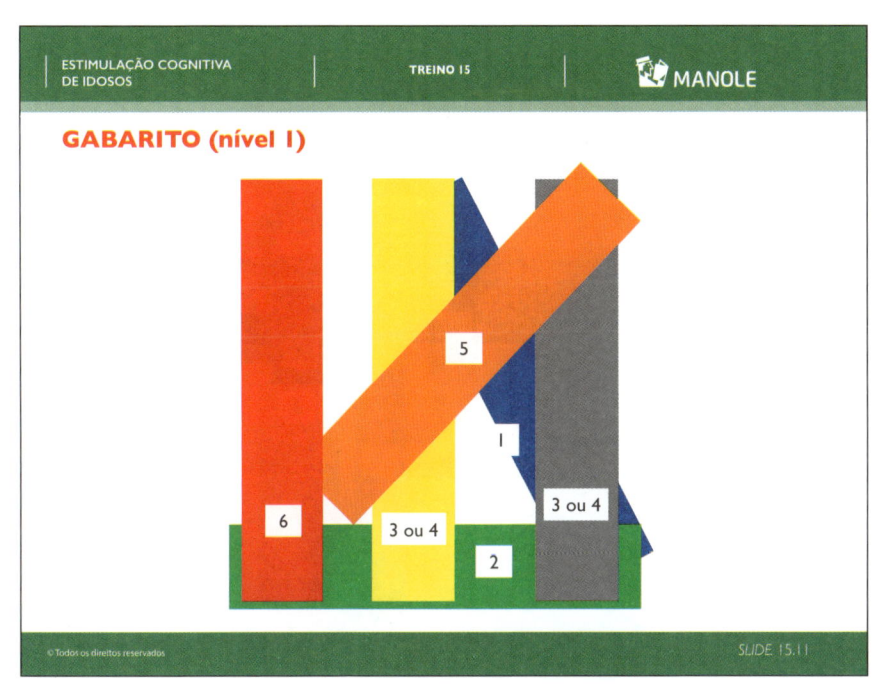

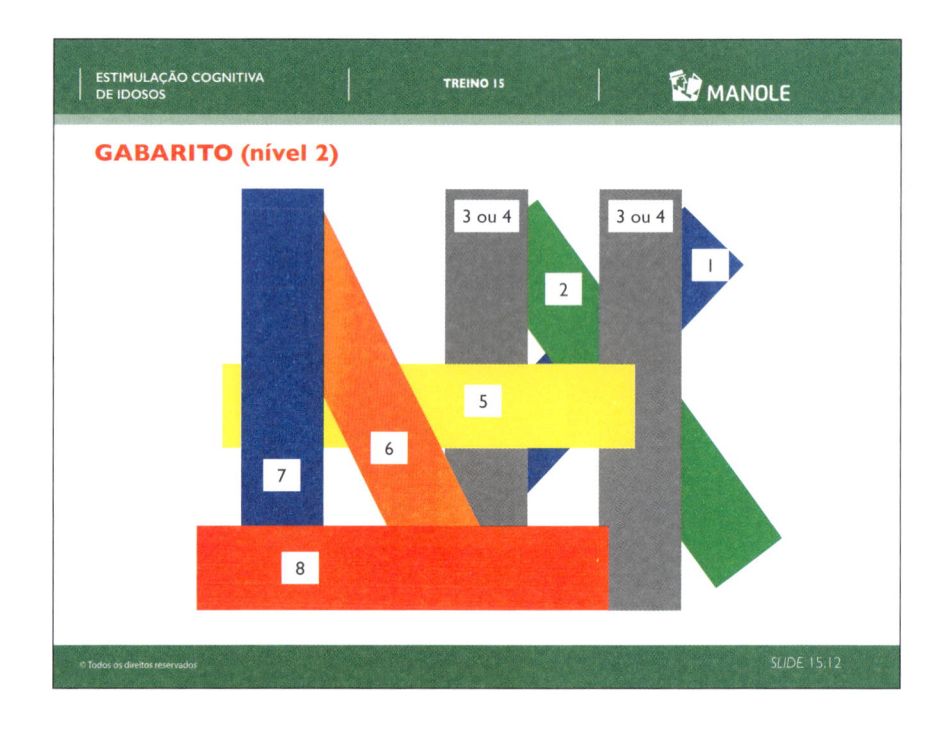

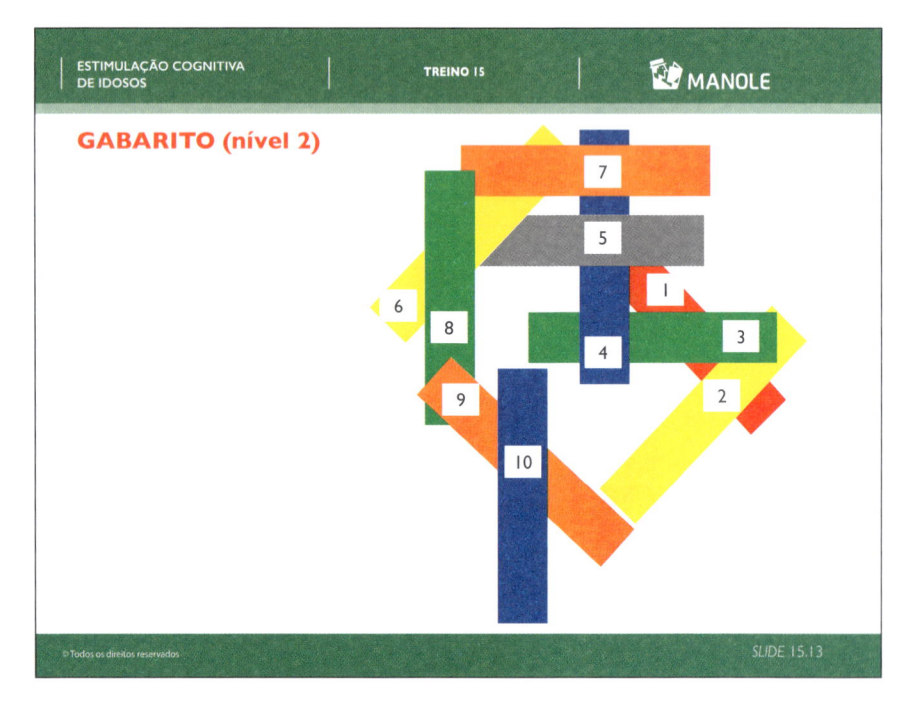

FOLHA DE RESPOSTA (tarefa de casa)

Tarefa para o dia _____/_____/_____

Escolha algumas das atividades a seguir para realizar. Você pode optar por realizar: um desenho, pintura, bordado, crochê, tricô, plantar uma flor, cozinhar um prato de comida de que você goste ou ainda fazer um bolo e decorá-lo.

Se você conseguir fazer algum trabalho artesanal, traga-o no próximo encontro para compartilhar, assim como a figura que você utilizou como molde. Se for um prato de comida ou um bolo, traga uma foto do que você fez e a imagem que você utilizou como referência.

SLIDE 15.14

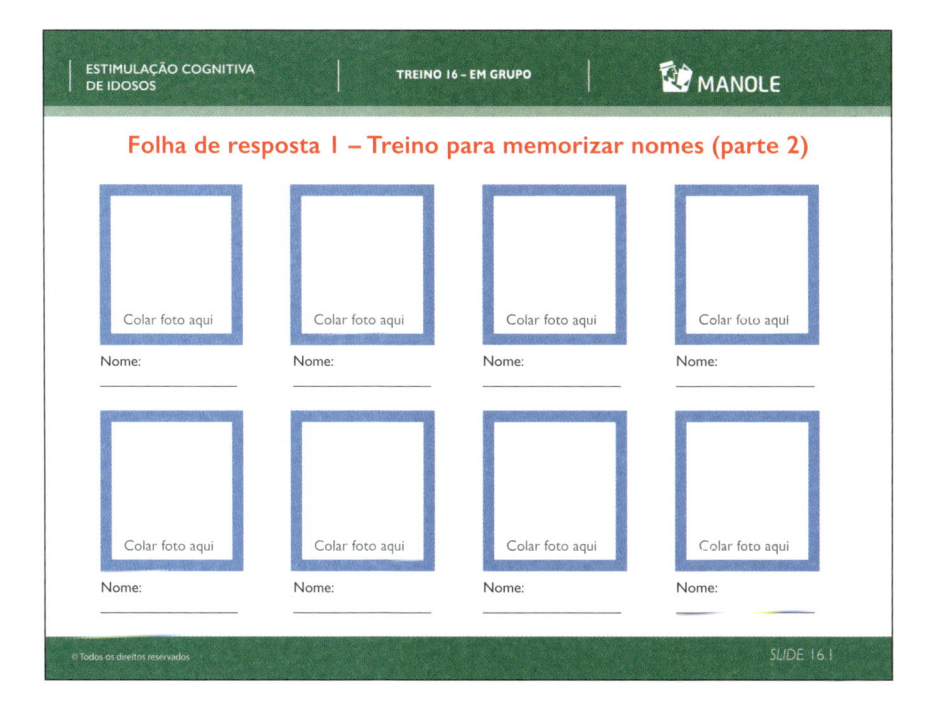

Folha de resposta 1 – Treino para memorizar nomes (parte 2)

Colar foto aqui — Nome: _____

Colar foto aqui — Nome: _____

Colar foto aqui — Nome: _____

Colar foto aqui — Nome: _____

Colar foto aqui — Nome: _____

Colar foto aqui — Nome: _____

Colar foto aqui — Nome: _____

Colar foto aqui — Nome: _____

SLIDE 16.1

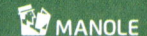
Folha de resposta 2 – Treino para memorizar nomes (parte 2)

Data _____/_____/_____

Nome número ____ : _____

Nome número ____ : _____

Nome número ____ : _____

Nome número ____ : _____

Nome número ____ : _____

Nome número ____ : _____

Nome número ____ : _____

Nome número ____ : _____

Nome número ____ : _____

Nome número ____ : _____

Nome número ____ : _____

Fim, e agora?

Parabéns, vocês conseguiram, completaram a sequência de treinos que preparamos para vocês. Esperamos que vocês tenham gostado de exercitar o seu cérebro, porque esse não deve ser o fim do trabalho, mas o começo...

Não existe uma receita certa que garante saúde, mas existem maneiras de ajudar a "sorte". Estimular o cérebro deve fazer parte da sua vida agora, pois já sabemos que atividade mental e física ajuda a manter um estado de saúde geral e promove qualidade de vida.

A saúde do cérebro deve caminhar junto com a saúde do corpo. É importante manter uma dieta saudável e fazer atividades físicas, sociais e ocupacionais. Incluam na rotina do dia a dia atividades que lhes interessem e motivem: mantenham algum hobbie, vão ao cinema, ao teatro, dancem, façam ginástica, passeiem no parque, coloquem jogos na sua rotina (p. ex., sudoku, jogo da memória, dos 7 erros, dominó), leiam algo diferente do que vocês estão acostumados, ajudem seu neto com o dever de casa e assim por diante.

(continua)

TREINO 16 – EM GRUPO

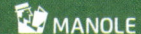 MANOLE

(continuação)

Lembrem-se de tudo que aprenderam com o manual e continuem exercitando a sua mente. No final do dia, tentem reviver mentalmente tudo que vocês fizeram durante o dia, isso lhes ajudará a consolidar na memória o que vocês vivenciaram.

Exercitem e tornem cada vez mais consciente a sua capacidade de prestar atenção, isso lhes ajudará a registrar, consolidar na memória. Procurem um local silencioso para ler, escrever e fazer atividades importantes, para evitar que estímulos, como barulho, atrapalhem a atenção e a concentração, prejudicando a capacidade de compreender e memorizar conteúdos.

Organizem-se, mantenham uma rotina de horário para fazer suas atividades diárias: acordar, se arrumar, comer, tomar os medicamentos e assim por diante. Determinem os dias em que vocês cuidarão do jardim e farão compras, por exemplo. Guardem seus objetos pessoais de uso cotidiano (p. ex., óculos, bolsa, carteira, chaves) sempre no mesmo local, para que possam ser encontrados facilmente. Assim, vocês economizarão energia para processar novas informações.

Durmam bem, dividam as atividades em etapas e evitem fazer várias coisas ao mesmo tempo. Façam novos amigos, conversem com o vizinho, brinquem com o seu neto, enfim, divirtam-se durante o trajeto da vida e boa sorte.

SLIDE 16.4

Série Psicologia e Neurociências

INTERVENÇÃO DE ADULTOS E IDOSOS

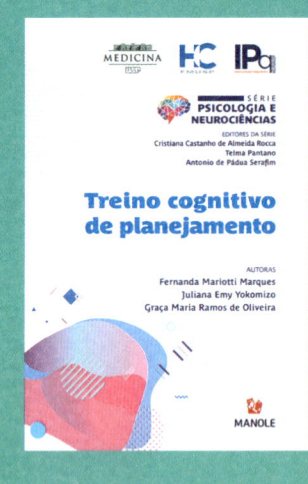

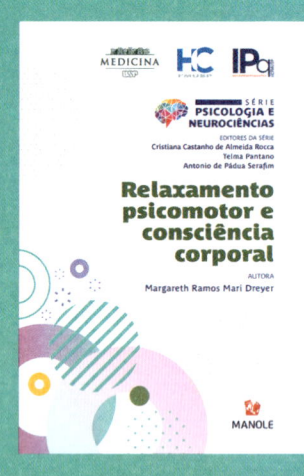

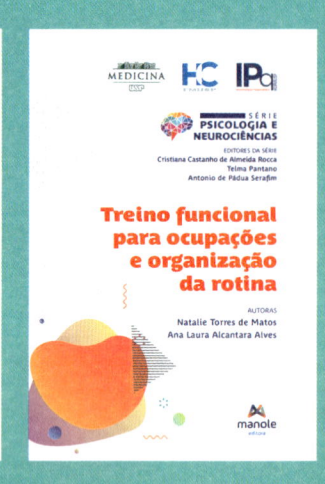

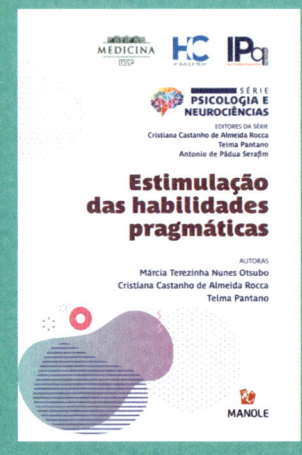

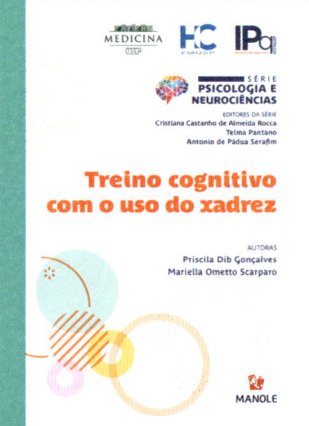

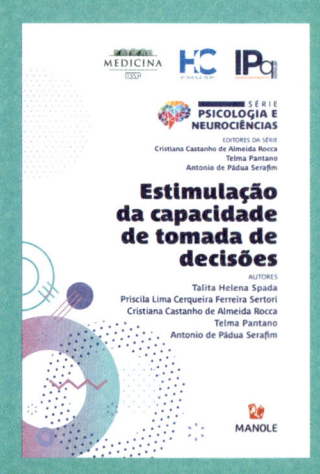

manole.com.br

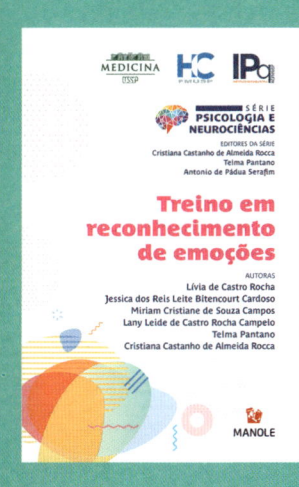

Treino em reconhecimento de emoções

AUTORAS
Lívia de Castro Rocha
Jessica dos Reis Leite Bitencourt Cardoso
Miriam Cristiane de Souza Campos
Lany Leide de Castro Rocha Campelo
Telma Pantano
Cristiana Castanho de Almeida Rocca

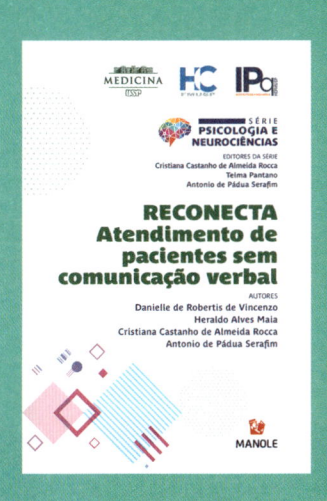

RECONECTA
Atendimento de pacientes sem comunicação verbal

AUTORES
Danielle de Robertis de Vincenzo
Heraldo Alves Maia
Cristiana Castanho de Almeida Rocca
Antonio de Pádua Serafim

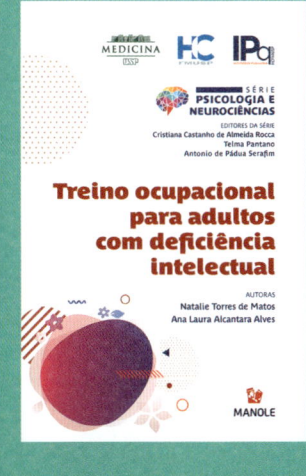

Treino ocupacional para adultos com deficiência intelectual

AUTORAS
Natalie Torres de Matos
Ana Laura Alcantara Alves

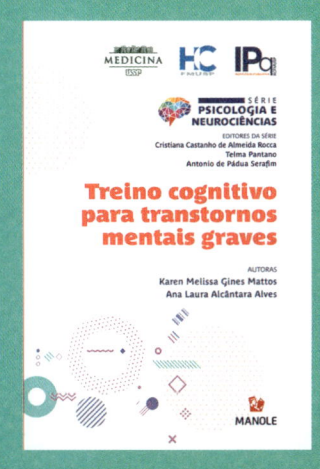

Treino cognitivo para transtornos mentais graves

AUTORAS
Karen Melissa Gines Mattos
Ana Laura Alcântara Alves

manole.com.br

Série Psicologia e Neurociências

INTERVENÇÃO DE CRIANÇAS E ADOLESCENTES

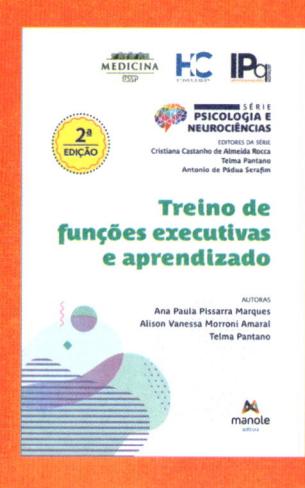

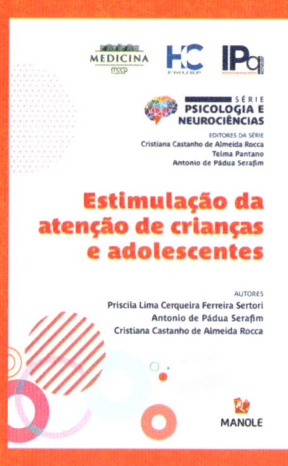

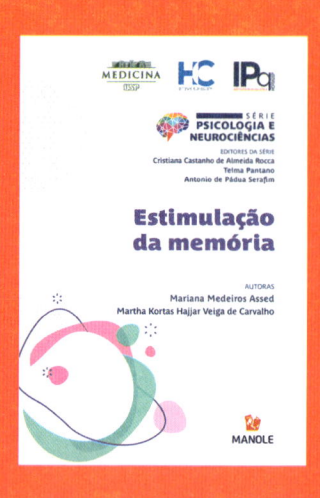

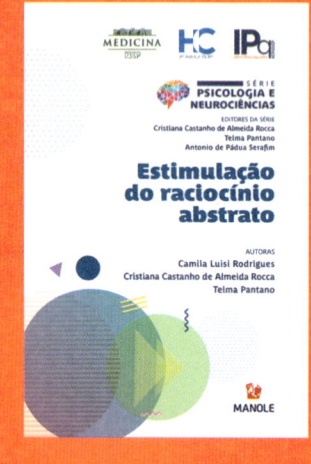

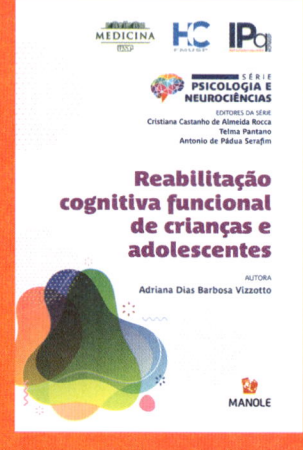

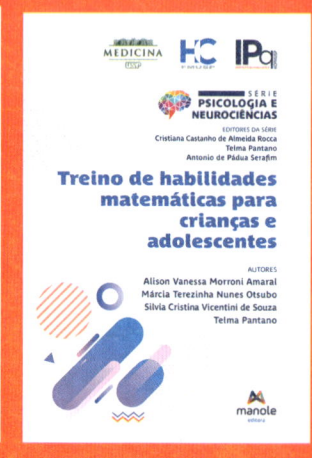

manole.com.br